Das Apfelessig-Abc

Andrea Winnewisser

Das Apfelessig-Abc

Wohlfühl-Tipps von A bis Z

Der Text dieses Buches entspricht den Regeln
der neuen deutschen Rechtschreibung.

Layout: Horst Bachmann
Redaktion: Nikolaus Supersberger
Herstellung: Petra Zimmer

Satz: FROMM MediaDesign GmbH, Selters/Ts.

4453 6271
02 01 00 99

Inhalt

Apfelessig – altbewährt und hoch geschätzt

Apfelessig hat als jahrhundertealtes Hausmittel in der heutigen Zeit eine echte Renaissance erlebt – mit Recht muss man sagen. Denn seine guten Eigenschaften und seine positive Wirkung auf den Organismus und Stoffwechsel von Mensch, Tier und sogar Pflanze sind unbestritten und seine Fähigkeiten im Haushalt als natürlicher Reiniger und Kalkentferner werden von Hausfrauen hoch geschätzt. Selbst gemachte Kosmetika mit Apfelessig ohne chemische Zusätze und Konservierungsstoffe, leckere Speisen und Getränke mit Apfelessig: wer sie schon einmal ausprobiert hat, weiß, wovon ich rede.

Die Vielfalt der Anwendungen ist schier unbegrenzt, und die Forschung stößt ständig auf neue Erkenntnisse über Apfelessig.

In diesem Buch sind nun alle bekannten Tipps rund um den Apfelessig ohne Gliederung in verschiedene Sachbereiche wie Kosmetik, Haushalt, Gesundheit usw. noch einmal gesammelt und in alphabetischer Reihenfolge aufgeführt, sodass das Nachschlagen noch einfacher für Sie ist. Wenn Sie also ein Problem haben und wissen möchten, ob eine Anwendung mit Apfelessig dagegen hilfreich ist, schauen Sie einfach unter dem jeweiligen Buchstaben nach, zum Beispiel unter „K“ bei Krampfadern oder unter „I“ wie Insektenstiche.

Bei den meisten Tipps werden kurz die Symptome erklärt und dann die Behandlung mit Apfelessig beschrieben.

Im Anschluss an den Lexikonteil finden Sie eine Menge Rezepte, in denen der Apfelessig eine wichtige Rolle spielt, und außerdem viele Anleitungen, verschiedene Essige selber zu machen. Denn: Apfelessig fördert auch beim Essen nicht nur Ihre Gesundheit, sondern verleiht den Speisen eine spritzige und pikante Note.

Was macht den Apfelessig so gesund?

Man glaubt es kaum – und die Zahl der Skeptiker ist auch immer noch groß genug – aber im Apfelessig sind allein 7 von 13 Vitaminen enthalten, nämlich die Vitamine A, B_1, B_2, B_6, B_{12}, C, E und darüber hinaus 14 Mineralstoffe, z. B. Chlorid, Kalium, Calzium, Magnesium, Natrium und Phosphat, dazu Spurenelemente wie Eisen, Fluor, Kupfer, Schwefel und Silizium und außerdem die Stoffe Beta-Carotin, Rutin und der Ballaststoff Pektin. Eben all die guten Dinge, die auch in den Äpfeln enthalten sind. Dazu kommen die Essigsäure, Zitronen- und Apfelsäure, die antibakteriell wirken und die Zellen vor Schaden bewahren. Bei der Gärung entsteht die wertvolle Milchsäure, die einer gesunden Haut zuträglich ist.

Die Vorstellung der einzelnen Vitamine und Mineralstoffe und ihre Bedeutung für den menschlichen Organismus sind in die alphabetische Auflistung eingegliedert und dort unter dem jeweiligen Stichwort nachzulesen.

Apfelessig ist nicht gleich Apfelessig

Wie bei fast allen Lebensmitteln gibt es auch beim Apfelessig Qualitätsunterschiede. Man kann ihn heutzutage in allen Supermärkten als Obst- oder Apfelessig kaufen. Doch nicht immer ist dieser Essig auch sehr hochwertig. Wenn Sie Apfelessig zu Heilzwecken und in Kosmetika verwenden wollen, lohnt es sich auf jeden Fall, einen qualitativ hochwertigen Essig zu kaufen – Ihrer Gesundheit zuliebe. Lesen Sie das Etikett genau, auf dem Herkunft und Herstellung nachgewiesen sein sollten. Noch besser ist es, seinen Apfelessig gleich im Reformhaus oder Naturkostladen zu kaufen. Denn dort können Sie sicher sein, dass die Äpfel aus kontrolliert-biologischem Anbau stammen und dass die ganzen Früchte verwendet wurden. Auch das ist entscheidend, denn nur die ganzen Äpfel enthalten alle Mineralstoffe und Vitamine. Sie sollten darüber hinaus keine Rückstände von Pflanzenschutzmitteln und chemischen Düngern enthalten, zwei Bedingungen, die Bio-Äpfel erfüllen. Ein weiteres Qualitätsmerkmal guten Apfelessigs ist die natürliche Trübung, die nur bei naturbelassenem Apfelessig vorhanden ist. Das heißt unter anderem, dass der Essig nicht destilliert, also stark erhitzt wurde. Dabei gehen wie auch beim Kochen von Obst und Gemüse wertvolle Vitamine verloren.

Wenn sich in der Apfelessigflasche also noch Schwebstoffe und Bodensatz befinden, ist das sogar ein gutes Zeichen. Auch Schaum auf dem Essig deutet nicht auf ein verdorbenes Produkt hin, im Gegenteil, es handelt sich um die Reste des Vermostens der Äpfel.
Zusammenfassend noch einmal auf einen Blick, worauf Sie beim Essigkauf achten sollten:

- Der Essig wurde aus ganzen Äpfeln hergestellt.
- Die Äpfel wurden nach Kriterien des kontrolliert-biologischen Landbaus angebaut: keine chemische Düngung, keine Verwendung von Pestiziden und Fungiziden.
- Der Apfelessig ist naturtrüb belassen.

Eine Flasche guter Apfelessig kostet derzeit zwischen 3,90 und 4,90 DM (Inhalt: 0,75 Liter).

Zum Gebrauch des Buches

Abkürzungen

EL	=	Esslöffel
TL	=	Teelöffel
P.	=	Päckchen
Pr.	=	Prise
Msp.	=	Messerspitze
g	=	Gramm
ml	=	Milliliter
l	=	Liter
°C	=	Grad Celsius
cm	=	Zentimeter
ca.	=	circa

Hinweis
Eines sollten Sie allerdings nicht vergessen: Apfelessig ersetzt nicht den Gang zum Arzt. Bei anhaltenden Schmerzen und Beschwerden, die auch durch die Behandlung mit Apfelessig nicht besser werden, müssen Sie unbedingt einen Arzt aufsuchen. Diesen können Sie dann natürlich fragen, ob Sie den Essig weiterhin unterstützend anwenden dürfen.

Viel Spaß beim Nachschlagen und gute Gesundheit weiterhin.

Lexikon des Apfelessigs

A

Abnehmen

siehe Übergewicht

Abszess

Ein Abszess ist eine bakterielle Entzündung der Haut. Dabei bilden sich auf der Haut einzelne gerötete Stellen, die später anschwellen und zum Teil eitern. Meist sind solche Stellen sehr druckempfindlich und schmerzhaft, besonders dann, wenn die Abszesse tief im Gewebe liegen. Sie entstehen im Gesicht, an den Haarbälgen, an Händen und Füßen und an den Geschlechtsteilen. Eitrige, tief sitzende Abszesse sollten vom Arzt entfernt werden, da die Bakterien auch andere Körperstellen infizieren können, wenn der Eiter unfachmännisch herausgedrückt wird.
Natürlich sollten Sie auch den Arzt aufsuchen, wenn sich der Abszess nach zwei Tagen Behandlung mit Apfelessig nicht gebessert hat.

Behandlung mit Apfelessig
Zur Behandlung von innen heraus sollten Sie das Apfelessig-Honig-Getränk dreimal täglich trinken.

Apfelessig-Honig-Getränk
1 EL Apfelessig
1 EL Honig
0,1 Liter stilles Mineralwassser

Vermischen Sie die drei Zutaten zu einem schmackhaften Drink und trinken Sie das Ganze in kleinen Schlucken.

Äußerlich können Sie den Abszess mehrmals täglich mit unverdünntem Apfelessig betupfen. Dabei aber nicht fest drücken, damit sich der Eiter nicht nach innen entleert. Außerdem helfen Auflagen mit Apfelessig. Nehmen Sie ein steriles Tuch und tauchen dieses in reinen Apfelessig. Legen Sie es auf den Abszess, befestigen es mit Pflaster und lassen den Essig 3–4 Stunden einwirken. Wenn Sie das Tuch nachts auflegen, kann es auch 8–9 Stunden draufbleiben.

Abwehrkräfte stärken

Wenn die Abwehrkräfte ihre Dienste versagen, wird der Körper anfällig für Infekte und das Immunsystem ist nicht in ausreichendem Maße in der Lage, Viren und Bakterien abzuwehren. Bei Allergikern, chronisch Kranken, Rauchern und Menschen, die häufig viel Alkohol trinken, sind die Abwehrkräfte stärker beansprucht und sollten daher stets mit den notwendigen Vitaminen und Mineralien ausreichend versorgt werden. Auch „workaholics", die viel im Stress leben und sich wenig Ruhe und Entspannung gönnen, strapazieren die körpereigenen Krankheitsschutzmechanismen sehr.
Erste Anzeichen für eine geschwächte Abwehr sind Müdigkeit, Lustlosigkeit, Gereiztheit, Nervosität, Konzentrationsmangel, Appetitlosigkeit. Wenn Sie diese Symptome bei sich feststellen, sollten Sie schnellstens mit Apfelessig gegensteuern. Auch eine gute und gesunde Ernährung gehört zur Stärkung der Abwehrkräfte.

Behandlung mit Apfelessig
Trinken Sie täglich vor dem Frühstück ein Glas Apfelessig-Honig-Getränk:

2 TL Apfelessig
2 TL Honig
0,2 l Wasser

Mischen Sie alle Zutaten und trinken Sie in kleinen Schlucken.

Zusätzlich zur inneren Anwendung empfehlen sich Waschungen und Massagen mit Apfelessig zur Durchblutungsförderung und Anregung des Kreislaufs.
Waschen Sie den Körper in kreisenden Bewegungen mit Apfelessig ab. Reiben Sie den Essig in die Haut ein, bis er am Körper verdunstet ist. Nicht abtrocknen. Führen Sie diese Anwendung zwei- bis dreimal wöchentlich durch.
Zusätzlich wirkt ein Vollbad (Wassertemperatur ca. 32 °C), in das Sie ein bis zwei Tassen Apfelessig geben, nach einem anstrengenden Tag sehr entspannend und hilft ebenfalls mit, die Abwehrkräfte zu mobilisieren.
Bereiten Sie sich Speisen und Drinks mit Apfelessig zu (Rezepte finden Sie ab Seite 121).
Langfristig sollten Sie darüber nachdenken, wie Sie Ihr Immunsystem etwas entlasten könnten, zum Beispiel durch eine gesündere Lebensführung, mehr Schlaf, weniger Stress.

Akne

Akne ist eine typische Hauterkrankung von Jugendlichen in der Pubertät, bedingt durch die Veränderung des Hormonhaushalts. Bei Frauen rufen die hormonellen Veränderungen während des Monatszyklus oder nach einer Schwangerschaft oft Akne hervor. Die Talgdrüsen produzieren mehr Talg, der sich am Ausgang der Drüse staut. Wenn er durch steigenden Druck nach außen tritt, wird er als schwarzes Pünktchen sichtbar, später als kleiner, weißlicher Mitesser. Entzündet sich dieses Gemisch aus Talg und Horn, bilden sich die bekannten Pickel. Wichtig bei Akne ist die regelmäßige Reinigung der Haut, sodass keine neuen Entzündungen entstehen können. Dazu sollten Sie ein mildes Reinigungsmittel nehmen, keine Seife. Danach klären Sie die Haut mit einem Apfelessig-Gesichtswasser.

Behandlung mit Apfelessig
Nehmen Sie

2 TL klein gehackte, frische Minze
2 EL Apfelessig

Mischen Sie beides und füllen Sie die Mischung in ein Gefäß. Dieses stellen Sie etwa eine Woche in den Kühlschrank. Seihen Sie danach die Minze ab und geben 300 ml Wasser in den Minzeessig. Diesen Ansatz regelmäßig morgens und abends anwenden.
Zusätzlich können Sie Mitesser und Pickel mehrmals täglich mit reinem Apfelessig betupfen.

Legen Sie einmal pro Woche eine heiße Apfelessig-Kompresse auf die betroffenen Hautpartien.
Nehmen Sie

1 l Wasser
1/2 Tasse Apfelessig

Geben Sie den Essig in das kochende Wasser. Tauchen Sie ein sauberes Leintuch hinein und legen es so heiß Sie es vertragen für ca. 10 Minuten auf die Aknestellen. Waschen Sie die Haut danach mit kaltem Wasser ab, denn die Wärme regt die Talgdrüsen zu stärkerer Fettproduktion an.

Schließlich können Sie noch eine Apfelessig-Creme herstellen:

1 EL Apfelessig
1/2 TL Zucker
7 EL Olivenöl
1 Eigelb

Vermischen Sie alle Zutaten miteinander und rühren so lange, bis die Mischung eine cremige Konsistenz erhält. Anschließend füllen Sie die Creme in ein gut verschließbares Töpfchen und stellen sie für drei Tage in den Kühlschrank. Mit der fertigen Creme reiben Sie die Haut ein. Überschüssige Cremereste nach etwa fünf Minuten abwaschen.

Allergie

Die Zahl der Allergiker nimmt immer mehr zu, genauso wie die Anzahl der Stoffe, gegen die der menschliche Organismus allergische Reaktionen entwickelt. Oft sind es harmlose Stoffe wie etwa Federn, Tierhaare oder bestimmte Lebensmittel, Pflanzen, Kleiderstoffe, Medikamente u. Ä. Doch durch eine Störung des Immunsystems beginnt es gegen diese Stoffe Antikörper zu entwickeln – die Allergie ist geboren. Der Genuss, die Berührung oder das Einatmen der Stoffe ruft dann eine Überempfindlichkeitsreaktion des Körpers hervor. Der Betreffende plagt sich mit Husten, Schnupfen, Hautausschlag und vielleicht sogar mit Atembeschwerden und Magen-Darm-Störungen herum. Oftmals sind starke Medikamente die einzige Möglichkeit, einen allergischen Anfall zu verhindern.

Durch einen Allergietest kann der Arzt die allergieauslösenden Stoffe herausfinden und den Körper dagegen immunisieren. Das nennt sich „desensibilisieren". Über einen bestimmten Zeitraum werden dem Körper die Allergene per Spritze verabreicht, sodass er dagegen weitestgehend immun werden kann. Die injizierten Dosen werden kontinuierlich gesteigert, bis keine oder nur eine geringe allergische Reaktion auftritt.

Unterstützen Sie ein allergiegefährdetes Immunsystem durch eine gesunde, vitamin- und mineralstoffreiche Ernährung und Apfelessig. Wenn Sie nicht allergisch gegen Apfelessig sind, trinken Sie dreimal täglich das Apfelessig-Honig-Getränk.

Behandlung mit Apfelessig
Mischen Sie

3 TL Apfelessig
2 TL Honig
0,2 l Wasser

Trinken Sie diese Mischung schluckweise vor den Mahlzeiten.

Altersflecken

Altersflecken werden die dunklen Flecke genannt, die bei älteren Menschen auf der Haut vorwiegend der Hände auftauchen. Sie sind nicht gefährlich, aber manche empfinden sie als unschön, weil sie selbst und andere dadurch an ihr Alter erinnert werden. Dank Apfelessig können Sie die Altersflecken weitestgehend eindämmen.

Behandlung mit Apfelessig
Nehmen Sie

1 Zwiebel
1 EL Apfelessig

Die Zwiebel schälen und entsaften. Den Zwiebelsaft kühl stellen. Mischen Sie nun abends jeweils einen Teelöffel Zwiebelsaft mit einem Esslöffel Apfelessig und geben Sie diese Mischung auf einen Wattebausch. Diesen kleben Sie mit einem Pflaster auf die Altersflecken. Darüber können Sie ein trockenes Tuch legen. So sind Sie vor dem beißenden Geruch bewahrt, denn diese Kompresse soll über Nacht auf die Flecken einwirken. Führen Sie diese Behandlung etwa drei Wochen hintereinander durch, und Sie werden sehen, dass die Altersflecken langsam blasser werden und schließlich verschwinden.

Aphthen siehe Mundschleimhautentzündung

Arthritis

Arthritis ist die Bezeichnung für Entzündungen der Gelenke, meist an Händen und Füßen, die, aus welcher Ursache auch immer, sehr schmerzhaft sein können.

Behandlung mit Apfelessig
Nehmen Sie

1 Glas Wasser mit
2 TL Apfelessig

Trinken Sie diese Mischung viermal täglich über vier bis sechs Wochen, das sollte die Beschwerden lindern. Der Apfelessig fördert das Abklingen der Entzündungen.

Asthma bronchiale

Als Asthma wird im Allgemeinen die Atemnot bezeichnet, bei der die Betroffenen nicht mehr in der Lage sind, die eingeatmete und verbrauchte Luft auszuatmen, weil die

Bronchien verkrampft und verengt sind. Es kann keine neue Atemluft nachströmen. Wenn die Verkrampfung nicht aufgelöst werden kann, kommt es zu einer Sauerstoffunterversorgung und zu Erstickungsanfällen. So ein lebensbedrohlicher Anfall kann oft ganz plötzlich auftreten, er muss sofort ärztlich behandelt werden, wenn der Betroffene kein Aerosol zur Hand hat.

Die Ursachen für einen Asthmaanfall sind vielfältig. Die häufigste ist wohl das allergische Asthma, wobei eine allergische Reaktion der Auslöser für die Atemnot ist. Allergieauslösende Stoffe können dabei ähnlich wie beim Heuschnupfen (siehe Seite 61) Blüten- oder Gräserpollen, Schimmelpilze, Kot der Hausstaubmilbe usw. sein. Die vom Körper gebildeten Antikörper veranlassen hier die Bronchien zur Absonderung eines Sekrets, das sie gleichzeitig verengt und so den Asthmaanfall auslöst, begleitet von heftigem Husten. Asthma muss langfristig medizinisch behandelt und unter anderem der allergieauslösende Stoff ermittelt werden. Wird Asthma nicht richtig behandelt, kann es chronisch werden.

Sie können das Immunsystem jedoch mit Apfelessig stärken, denn es ist bei Asthma besonders gefordert. Der Essig wirkt entkrampfend und beruhigend und vernichtet darüber hinaus mögliche Krankheitserreger. Nehmen Sie ihn aber nicht bei einem Anfall, sondern nur in anfallsfreien Zeiten.

Behandlung mit Apfelessig

Nehmen Sie

1/2 Tasse Apfelessig
1 l Wasser

Geben Sie den Essig in das kochende Wasser, füllen die Mischung in einen großen Topf und atmen, abgedeckt durch ein großes Tuch, die Dämpfe etwa 10 bis 15 Minuten ein. Wiederholen Sie die Inhalationen ein- bis zweimal pro Woche.

Zusätzlich helfen Apfelessig-Brustwickel besser durchzuatmen.

Nehmen Sie

1 l Wasser
200 ml Apfelessig

Erwärmen Sie das Wasser, geben den Apfelessig hinein und tränken das Leintuch damit. Wringen Sie es aus und legen es auf die Brust. Darum wickeln Sie das Handtuch. Wenn der Wickel abgekühlt ist, wird er erneuert oder abgenommen, je nach Bedarf.

Aufstoßen

Nach dem Essen oder Trinken steigen Luft oder Verdauungsgase durch die Speiseröhre in den Mund auf. Das ist eigentlich nicht schlimm, sondern sogar notwendig. Doch wer sich davon belästigt fühlt, weil es zu häufig auftritt, sollte zu den Mahlzeiten das Apfelessig-Honig-Getränk trinken. Das beruhigt die Magensäfte und fördert die Verdauung.

Behandlung mit Apfelessig
Nehmen Sie

3 TL Apfelessig
2 TL Honig
0,2 l stilles Mineralwasser

Mischen Sie die Zutaten und trinken Sie schluckweise.

Augenbeschwerden

Die Augen gehören zu unseren Sinnesorganen, die wir täglich brauchen und mit zunehmender Technisierung und Computerisierung der Arbeitswelt immer mehr beanspruchen. Die Zahl der Brillenträger nimmt dementsprechend ständig zu. Wie allen anderen Körperteilen sollten Sie auch den Augen Erholung und Entspannung gönnen. Das gelingt am besten mit einer Essigkompresse.

Behandlung mit Apfelessig
Nehmen Sie

100 ml Wasser
1 EL Apfelessig

Erwärmen Sie das Wasser. Mischen Sie Essig und Wasser und tauchen Sie das Tuch hinein. Dann wringen Sie es aus und wischen damit vorsichtig über die geschlossenen Augen, von außen nach innen in Richtung Nase. Legen oder setzen Sie sich entspannt hin und lassen Sie das Tuch etwa zehn Minuten auf den Augen liegen. Sollte diese Mischung zu stark sein und brennen, waschen Sie mit klarem Wasser nach.
Außerdem können Sie Ihre Sehkraft langfristig stärken, wenn Sie täglich das Apfelessig-Honig-Getränk zu sich nehmen:

2 TL Apfelessig
2 TL Honig
0,2 l Wasser

Trinken Sie diese Mischung schluckweise.

Die Augen werden mit allen notwendigen Vitaminen und Mineralstoffen versorgt und das im Apfelessig enthaltene Beta-Carotin beugt zusätzlich dem grauen Star vor.

Ausfluss

Ausfluss ist eine unangenehme Erscheinung, die die meisten Frauen kennen. Aus der Scheide tritt Flüssigkeit, Schleim o. Ä. aus. Wenn der Arzt eine ernste Ursache ausgeschlossen hat, können Sie den Ausfluss mit Apfelessig-Spülungen behandeln.

Behandlung mit Apfelessig
Nehmen Sie

1 l Wasser
1/2 Tasse Apfelessig

Erwärmen Sie das Wasser, geben Sie den Essig hinein und waschen bzw. spülen Sie die Scheide täglich damit, bis der Ausfluss nachlässt.
Siehe auch Scheidenentzündung.

Ausschlag

Hautausschlag ist unangenehm. Meist juckt er, die erkrankten Stellen sind gerötet, vielleicht sogar schuppig, und wenn er an gut sichtbaren Körperstellen auftaucht, bedeutet er für den oder die Betroffene auch noch eine seelische Belastung. Zu einem Ausschlag kommt es infolge einer Allergie, einer Unverträglichkeitsreaktion aufgrund von Medikamenten oder durch eine Entzündung. Oder auch durch zu viel Stress.

Behandlung mit Apfelessig
Befindet sich der Ausschlag auf kleineren Hautflächen, können Sie etwas puren Apfelessig auf ein Tuch oder einen Wattebausch geben und die kranken Hautpartien damit abtupfen.
Zusätzlich können Sie eine Apfelessig-Mais-Creme herstellen und auf die betroffenen Stellen geben.
Mischen Sie

Maismehl
Apfelessig

Stellen Sie aus den Zutaten eine breiige Creme her. Lassen Sie die Creme auf der Haut antrocknen und waschen sie dann lauwarm ab.

Haben Sie den Ausschlag jedoch am ganzen Körper, nehmen Sie am besten ein Vollbad (30–32 °C). In dieses geben Sie

1 Tasse Apfelessig
einige Tropfen Thymianöl

Baden Sie einmal wöchentlich, bis der Ausschlag nachlässt.
Siehe auch Juckreiz, Hautpflege, Neurodermitis.

B

Beine

Wenn die Beine müde vom Wandern oder Stehen sind, hilft ihnen eine Quark-Apfelessig-Packung. Nehmen Sie

500 g Magerquark
3 EL Milch
1 EL Apfelessig

Mischen Sie Quark, Milch und Apfelessig zu einem dicken Brei. Geben Sie ihn auf ein Baumwolltuch und legen sich dieses auf die Waden. Umwickeln Sie sie dann mit einem trockenen Tuch und einer Plastikfolie. Legen Sie die Beine hoch. Die Packung kann ruhig eintrocknen. Waschen Sie die Beine nach der Behandlung gründlich ab. Quark und Essig wirken entspannend und beruhigend auf die Muskulatur. Die Beine werden wieder munter.

Beta-Carotin

Beta-Carotin ist ein so genanntes Provitamin. Es wird von den Fettzellen im Körper gespeichert und bei Bedarf in der Leber in ein funktionsfähiges Vitamin, das Vitamin A, umgewandelt. Wie das Vitamin E hat Beta-Carotin auch eine antioxidative Wirkung: Es schützt den Organismus vor den zellschädigenden freien Radikalen, die für etliche Krankheiten mitverantwortlich sind. Weiter soll das Beta-Carotin den Alterungsprozess verlangsamen und in hohen Dosen sogar vor Herzerkrankungen und einigen Krebsarten schützen. Es ist in vielen Lebensmitteln (als Zusatzstoff) und im Apfelessig enthalten.

Bewusstlosigkeit
siehe Ohnmacht

Blähungen

Blähungen entstehen, wenn sich im Darm übermäßige Gase aufstauen, die nicht entweichen können und den Leib aufblähen. Völlegefühl und unschöne Darmgeräusche sind die Folge. Verursacht werden Blähungen durch gastreibende Speisen, Verdauungsbeschwerden, Darmträgheit, eine gestörte Darmflora oder zu hastiges Essen.

Behandlung mit Apfelessig
In erster Linie hilft natürlich das Apfelessig-Honig-Getränk, wenn Sie es regelmäßig zu sich nehmen. Bei einem akuten Anfall trinken Sie es ebenfalls. Außerdem sollten Sie Ihre Speisen mit Apfelessig würzen (Rezeptteil ab Seite 121). Er tötet Fäulnisbakterien im Darm, die Auslöser der Blähungen.

3 TL Apfelessig
2 TL Honig
0,2 l Wasser

Zusätzlich können Sie bei Blähungen folgende Mischung probieren:

1 Glas Apfelessig
1/2 Glas Kümmelsamen
1/2 Glas Kümmelöl

Mischen Sie Apfelessig und Kümmelsamen und kochen Sie sie auf. Vom Herd nehmen und das Kümmelöl unterrühren, dann die Mischung abkühlen lassen. Nehmen Sie einen Esslöffel davon vor jeder Mahlzeit.

Ebenso wirkungsvoll ist Fenchelessig.

Nehmen Sie

10 Tropfen Fenchelessig
(Herstellung siehe Seite 156)
1 Glas Wasser

Trinken Sie diese Mischung dreimal täglich.

Bei akuten Blähungen legen Sie sich einen kalten Apfelessig-Wickel etwa eine halbe Stunde auf den Unterleib.
Mischen Sie Wasser und Apfelessig hierfür im Verhältnis 1:1.

Blasenentzündung

Man muss häufig zur Toilette, doch Urin kann nur tröpfchenweise ausgeschieden werden. Der Gang zur Toilette ist dabei jedesmal mit Schmerzen verbunden. Diese Symptome sind typisch für eine Blasenentzündung, die durch Bakterien verursacht wurde. Versuchen Sie die Apfelessigtherapie und warme Wickel. Wenn sich aber nach zwei Tagen keine Besserung eingestellt hat, sollten Sie den Arzt aufsuchen.

Behandlung mit Apfelessig
Trinken Sie morgens und abends ein Glas Apfelessig-Honig-Getränk.

2 TL Apfelessig
2 TL Honig
0,2 l Wasser

Der Apfelessig unterstützt die Nierenfunktionen und wirkt regulierend auf den Harndrang. Außerdem besitzt er antibakterielle und entzündungshemmende Eigenschaften.

Mit Petersilienessig werden Krankheitserreger aus der Blase gespült, denn er wirkt harntreibend.
Nehmen Sie

10 Tropfen Petersilienessig
(Herstellung siehe Seite 155)
1 Glas Wasser

Trinken Sie diese Mischung dreimal täglich.

Warme Wickel wirken krampflösend und schmerzlindernd.
Mischen Sie Apfelessig und warmes Wasser im Verhältnis 1:1. Tränken Sie ein Tuch darin und legen es sich auf den Unterleib. Wenn der Wickel abkühlt, erneuern.

Blasenschwäche

Unzählige Menschen haben heutzutage mehr oder weniger ernste Probleme mit ihrer Blase. Die Beschwerden sind hierbei unterschiedlichster Natur. Eine schwache Blase zeigt sich durch den häufigen Drang, Wasser zu lassen, der besonders nachts sehr störend sein kann. Schließen Sie eine organische Ursache durch einen Arztbesuch aus. Dann können Sie ohne Weiteres Apfelessig einsetzen. Haben Sie jedoch richtig gehend Schmerzen beim Wasserlassen, kann es sich um eine Blasenentzündung handeln, die ärztlich behandelt werden sollte. Aber auch hier kann Apfelessig natürlich sein Schärflein beitragen und unterstützend wirken.

Behandlung mit Apfelessig
Trinken Sie zu jeder Mahlzeit das Apfelessig-Honig-Getränk, bis der Harndrang nachlässt.

2 TL Apfelessig
1 TL Honig
0,2 l Wasser

Empfehlenswert sind auch Kräutertees aus Birkenblättern und Liebstöckel, die ebenfalls harntreibend wirken.

Bluterguss

Ein Bluterguss entsteht, wenn durch einen Stoß oder Schlag auf eine Körperstelle dort die Blutgefäße platzen. Das Blut, das dann austritt, sammelt sich unter der Hautoberfläche und bildet die bekannten Blutergüsse. Im Gewebe etwas tiefer unter der Haut entstehen Schwellungen.

Behandlung mit Apfelessig
Kleine Blutergüsse reiben Sie vorsichtig mit purem Apfelessig ein. Er fördert die Blutgerinnung.
Größere Blutergüsse behandeln Sie am ersten Tag mit sehr kalten Wickeln und Kompressen und dann mit warmen Auflagen.

Kalte Wickel und Kompressen
Nehmen Sie

1 l Apfelessig
1 l Eiswasser (geben Sie einige Eiswürfel in Leitungswasser)

Tauchen Sie ein großes Leintuch für einen Wickel und ein Mulltuch für eine Kompresse in das Essigwasser und wickeln bzw. legen Sie es auf die betroffene Körperstelle. Wickeln oder legen Sie trockene Tücher darüber. Wenn sich der Wickel – oder die Kompresse – aufgewärmt hat, erneuern. Nach einem Tag mischen Sie

2–3 EL Heilerde
3 EL Apfelessig
warmes Wasser

Verrühren Sie alles zu einem dicken Brei. Diesen geben Sie auf ein Tuch und legen es auf den Bluterguss.

Ein anderes Hausmittel besagt, dass man den Bluterguss mit einem Wattebausch betupfen soll, der in einer heißen Apfelessig-Salz-Lösung getränkt ist.

1/4 l Apfelessig
1/2 TL Salz

Diese Lösung mittels Wattebausch auf den Bluterguss geben, bis sie getrocknet ist. Diesen Vorgang mehrmals wiederholen.

Bluthochdruck

Dieses Phänomen kann man mittlerweile sicher zu den Zivilisationskrankheiten rechnen, ausgelöst durch Stress, veränderte Lebens- und Umweltbedingungen, falsche

Ernährung verbunden mit Übergewicht, Bewegungsmangel, starker Alkohol- und Nikotinkonsum. Auch wenn man ihn oft gar nicht als störend empfindet, kann ein hoher Blutdruck erhebliche Spätfolgen nach sich ziehen. Arterienverkalkung, Herzinfarkt, Nierenstörungen, Gehirnschlag, um nur die krassesten zu nennen. Es lohnt sich also schon, auf den Blutdruck zu achten. Hierbei kann Apfelessig behilflich sein, besonders durch das in ihm enthaltene Kalium, das den Wasserhaushalt des Körpers reguliert. Beraten Sie sich außerdem mit Ihrem Arzt über eine Umstellung Ihrer Lebens- und Essgewohnheiten.

Behandlung mit Apfelessig
Trinken Sie vor dem Frühstück ein Glas Apfelessig-Honig-Getränk. Leiden Sie unter Übergewicht, lassen Sie den Honig weg und geben einfach nur 2 TL Apfelessig in 0,2 l Wasser.

Ein Apfelessig-Kräuter-Tee wirkt blutdrucksenkend.
Nehmen Sie

1 l Apfelessig
15 Knoblauchzehen
2–3 Dillzweige
1 TL Basilikum
1 TL Bohnenkraut
3 Lorbeerblätter

Mischen Sie alle Zutaten und kochen sie unter Rühren kurz auf. Dann füllen Sie die Flüssigkeit in eine Flasche und lassen diese drei Wochen an einem kühlen dunklen Ort stehen. Seihen Sie dann die Kräuter ab. Von diesem Ansatz trinken Sie täglich 1–2 Likörgläschen.

Blutzucker siehe Diabetes

Bronchitis

Fest sitzender Husten, Atembeschwerden und Schleimabsonderung lassen auf eine Bronchitis, eine Entzündung der Bronchien, schließen. Sie tritt meist in Zusammenhang mit einer Erkältung auf. Der Schleim verstopft die Atemwege, es kommt zu starkem Husten. Natürlich müssen Sie erst einmal den Arzt befragen, denn eine Bronchitis kann sehr schnell chronisch werden. Als unterstützende Therapie ist Apfelessig jedoch in jedem Fall geeignet.

Behandlung mit Apfelessig
Legen Sie sich einen Zwiebel-Apfelessig-Wickel auf die Brust. Das bekämpft die Entzündung und lindert den Hustenreiz.
Nehmen Sie

3 mittelgroße Zwiebeln
2 TL Apfelessig

Die Zwiebeln schälen und fein hacken. Ohne Fett kurz erhitzen. Geben Sie die warmen Zwiebeln auf ein Geschirrhandtuch und träufeln den Apfelessig darüber. Dann die Zwiebeln einwickeln. Die Packung legen Sie in ein Baumwolltuch und dieses dann auf den Brustkorb. Lassen Sie sie eine halbe Stunde einwirken.

Zusätzlich können Sie zum Schleimlösen eine Knoblauch-Apfelessig-Mischung einnehmen:
Nehmen Sie

1–2 Zehen Knoblauch
1 TL Apfelessig
1 TL Honig

Die Knoblauchzehen schälen, sehr fein hacken und mit Apfelessig und Honig mischen. Davon nehmen Sie jeweils die Hälfte morgens und abends ein. Sie werden zwar etwas streng nach Knoblauch riechen, aber der Husten bessert sich.

Mögen Sie Knoblauch dennoch nicht, versuchen Sie eine Mischung aus Apfelessig und Meerrettich:
Nehmen Sie

etwa 1 cm frischen Meerrettich
1 TL Apfelessig
2 TL Apfelmus

Den Meerrettich waschen, schälen und fein reiben. Dann mit Apfelessig und Apfelmus vermengen. Von dieser Mischung nehmen Sie dreimal täglich einen Teelöffel ein, bis sich der Schleim gelöst hat.

Brustwarzen, aufgerissene

Diese Verletzungen treten besonders bei stillenden Frauen auf: die Brustwarzen werden durch die dauernde Beanspruchung rau, sie schmerzen und reißen auf. Hier eignet sich ein Wickel aus einer Apfelessig-Karotten-Mischung. Dadurch heilen die Brustwarzen schneller, weil die Durchblutung angeregt wird.

Behandlung mit Apfelessig
Nehmen Sie

2 Karotten
1 TL Apfelessig

Die Karotten schälen und fein reiben. Den Karottenbrei auf zwei Mullkompressen verteilen. Dann jeweils 1/2 Teelöffel Apfelessig dazugeben. Die Mischung einwickeln und auf die Brustwarzen legen. Darüber kommen zwei Baumwolltücher. Die Wickel sollten unbedingt mindestens 40 Minuten einwirken.

Bügeln

Glanzflecke in Kleidungsstücken, die beim Bügeln entstehen, können Sie fast ganz verschwinden lassen, wenn Sie die betroffenen Stellen mit Essigwasser abreiben.
Wollen Sie korrekte und ordentliche Bügelfalten, legen Sie vor dem Bügeln ein Tuch, das mit Essigwasser getränkt ist, über die Kanten und sie werden perfekt.
Bügelwäsche, die stark verknittert ist, besprühen Sie mit Apfelessig-Wasser und bügeln sie bei mittlerer Heizstärke. Die Wäsche wird wunderbar glatt.
Farbige Applikationen und Stickereien auf der Kleidung bleichen nicht aus, wenn man sie auf links zieht und vor dem Bügeln ein in Essigwasser getränktes Geschirrtuch darauf legt.

C

Calzium

Als einer der Grundbausteine des menschlichen Organismus ist Calzium wichtig für den Aufbau und die Erhaltung von festen Knochen und Zähnen, außerdem ist es für die Nerven- und Muskelfunktionen unerlässlich. Weiterhin schützt Calzium vor allergischen Reaktionen und reguliert die Blutgerinnung. Calzium wird in den Knochenzellen eingelagert. Da diese sich aber ständig erneuern, braucht der Körper auch ständig Calzium. Durchschnittlich benötigt ein Erwachsener etwa 1 Gramm pro Tag, Schwangere und Heranwachsende die doppelte Menge. Ist nicht genügend Calzium im Körper zur Versorgung von Muskeln und Nerven vorhanden, bedient sich der Körper bei den Knochen und entzieht es diesen. Die Folge ist langfristig die so genannte Osteoporose, Knochenschwund. Calziummangel äußert sich außerdem in blasser Haut, Muskelkrämpfen, innerer Unruhe und Durchfall.

Der Körper kann Calzium nur ausreichend verwerten, wenn gleichzeitig Vitamin D und Phosphat (in gleicher Menge wie Calzium) mit der Nahrung aufgenommen werden. Viele Lebensmittel enthalten mehr Phosphat als Calzium, was wiederum die Einlagerung von Calzium behindert. Der Mensch benötigt ca. 1000 Milligramm Phosphat täglich. Ein in etwa ausgewogenes Verhältnis von Phosphat und Calzium bringen Milch und Milchprodukte, Gemüse und Hülsenfrüchte mit. Und natürlich der gute Apfelessig.

Candida siehe Scheidenentzündung

Chlorid

Chlorid kommt im menschlichen Körper vor als Bestandteil der Magensäure. Diese hat die Aufgabe, ein für die Verdauungsenzyme optimales Milieu zu schaffen, bevor der Nahrungsbrei in den Dünndarm gelangt zur Nährstoffaufnahme durch die Darmwand. Außerdem ist Chlorid dafür zuständig, dass das Gewebe Wasser binden kann – was u. a. eine straffe Haut schafft. In der Regel nehmen wir Chlorid als Natriumchlorid oder Kochsalz auf. Und mit einem Schluck Apfelessig ebenfalls.

Cholesterinspiegel

Cholesterin ist ein Bestandteil des Blutes und anderer Körperflüssigkeiten wie zum Beispiel der Galle. Auch in einigen Nahrungsmitteln ist Cholesterin enthalten. Das Blut sollte stets eine bestimmte Menge Cholesterin aufweisen. Befindet sich zu viel Cholesterin im Blut, steigt der Cholesterinspiegel also stark an, kann dies zu Gesundheitsstörungen führen und langfristig zur Entstehung von Arteriosklerose beitragen. Arteriosklerose ist eine der Hauptursachen von Herzerkrankungen.

Behandlung mit Apfelessig

Trinken Sie täglich ein Glas Apfelessig-Honig-Getränk. Im Apfelessig ist Pektin enthalten, das Cholesterin bindet und dafür sorgt, dass es ausgeschieden wird. Außerdem wird die Fließgeschwindigkeit des Blutes optimiert, sodass der Körper wieder genügend Sauerstoff erhält und Schlacken leichter abtransportiert werden.

Apfelessig-Honig-Getränk

2 TL Apfelessig

1 TL Honig

0,2 l Wasser

Längerfristig sollten Sie bei hohem Cholesterinspiegel auch Ihre Ernährung umstellen. Essen Sie mehr Frischkost und weniger verarbeitete Nahrungsmittel und würzen Sie die Speisen vermehrt mit Apfelessig (Rezepte ab Seite 121). Besorgen Sie sich eine Tabelle, die die Cholesterinwerte der einzelnen Lebensmittel auflistet (in Kalorienverzeichnissen meist enthalten).

D

Darmreinigung

Fühlen Sie sich oft müde und antriebslos? Sind lustlos? Dann liegt es vielleicht daran, dass Ihr Körper sich mit einer Menge Schad- und Giftstoffen auseinandersetzen muss, die er täglich über Nahrung, Atemluft oder Medikamente zugeführt bekommt. Diese Stoffe können irgendwann nicht mehr vollständig abgebaut werden, sie sammeln sich im Darm an und beeinträchtigen dort dessen Funktionstüchtigkeit als Reinigungsinstrument des Körpers und damit Ihr Wohlbefinden. Es ist Zeit für eine Darmreinigung. Sie dauert drei Tage und wird mit Apfelessig durchgeführt.

Behandlung mit Apfelessig
Trinken Sie dreimal täglich ein Getränk aus

2 TL Apfelessig
0,2 l Wasser

Am morgen des ersten Tages nehmen Sie noch zusätzlich etwas Bittersalz dazu, um den Darm zu entleeren. Drei Tage lang sollten Sie ausschließlich Kräutertees, stille Mineralwässer, Gemüsebrühe, Fruchtsäfte mit Wasser gemischt und Apfelessig trinken. Dann müssten alle Schadstoffe aus Ihrem Körper gespült worden und der Darm von den schädlichen Schlacken gereinigt sein. Essen Sie am Anfang vorsichtig, am besten beginnen Sie mit Gemüse, Früchten und Jogurt aus kontrolliert-ökologischem Anbau. Diese Nahrungsmittel enthalten nachweislich weniger Schadstoffe als vergleichbare aus konventionellem Massenanbau.
Siehe auch Entschlacken.

Dekubitus siehe Wundliegen

Depressionen

Schwere Depressionen haben überhaupt nichts mit der in der Literatur oft verbrämten Melancholie zu tun und sollten ärztlich bzw. therapeutisch behandelt werden. Schwermut, die kurzfristig infolge von Wetterumschwüngen, Umstellungen des Hormonhaushaltes oder nach familiären Schicksalsschlägen auftritt, können Sie unter Umständen mit einem Drink aus Johanniskrautessig und Wasser verjagen.

Behandlung mit Apfelessig
Mischen Sie

1 EL Johanniskrautessig
(Herstellung siehe unter „J")
0,2 l Wasser

Trinken Sie diese Mischung zweimal täglich vor oder nach den Mahlzeiten.

Diabetes

Wenn der Blutzuckerspiegel nicht mehr stimmt, kann leicht Lebensgefahr eintreten. Deshalb ist Diabetes sicherlich eine Erkrankung, bei der Sie unbedingt einen Arzt aufsuchen und sich von ihm mit den notwendigen Medikamenten und Ernährungshinweisen versorgen lassen sollten. Apfelessig kann bei der Behandlung von Diabetes nicht helfen. Tatsache ist jedoch, dass er den gesunden Organismus durchaus unterstützen kann. Ernährungsbedingte Schwankungen des Blutzuckerspiegels gleicht ein gesunder Organismus normalerweise von selbst aus. Um Ihren Körper dabei zu unterstützen, trinken Sie regelmäßig vor dem Schlafengehen das Apfelessig-Honig-Getränk aus

3 TL Apfelessig
2 TL Honig
0,2 l Wasser

Auf den Honig sollten Diabeteskranke jedoch besser verzichten oder den Arzt dazu befragen.

Drei-Monats-Koliken

Babys leiden unter diesen schmerzhaften Blähungen zuweilen in den ersten drei Lebensmonaten so sehr, dass sie unaufhörlich schreien. Die Blähungen können u. a. entstehen, wenn die stillende Mutter gastreibende Speisen wie Kohl oder Zwiebeln gegessen hat. Flaschenbabys können Blähungen bekommen, wenn zu viel Luft in der Milch enthalten ist.
Um Ihrem Baby etwas Linderung seiner Qualen zu verschaffen, legen Sie ihm einen Apfelessig-Wickel auf den Bauch. Vorher sollten Sie aber eine ernsthafte Erkrankung ausschließen lassen.

Behandlung mit Apfelessig
Nehmen Sie

500 ml Wasser
2 EL Apfelessig

Erwärmen Sie das Wasser, sodass es für das Baby angenehm ist, geben Sie dann den Apfelessig dazu. Mit dieser Mischung tränken Sie das Baumwolltuch und legen es dem Baby auf das schmerzende Bäuchlein. Wenn der Wickel abkühlt, können Sie ihn erneuern und dies mehrmals wiederholen. Achten Sie aber stets auf die richtige Temperatur, damit er nicht zu heiß für das Kind ist. Sicher wird der Apfelessig die Beschwerden lindern und das Kleine hört auf zu schreien.

Durchblutungsstörungen

Kalte Hände und Füße, Krämpfe oder ein taubes Gefühl in den Gliedmaßen sind Hinweise auf Durchblutungsstörungen. Die Ursachen können ein zu niedriger Blutdruck, Kreislaufbeschwerden oder andere organische Störungen sein. Konsultieren Sie einen Arzt, wenn die genannten Symptome häufiger auftreten.

Behandlung mit Apfelessig

Bei Durchblutungsstörungen ist Apfelessig das Mittel der Wahl. Die Vitamine und Mineralstoffe im Essig fördern die Durchblutung und den Kreislauf.

Zur innerlichen Anwendung trinken Sie regelmäßig das Apfelessig-Honig-Getränk:

2 TL Apfelessig
2 TL Honig
0,2 l Wasser

Bei der äußerlichen Anwendung lautet die Wahl: Abklatschung, Einreibung, Trockenbürsten, Massage oder Wassertreten.

Abklatschung

Mischen Sie Apfelessig und warmes Wasser im Verhältnis 1:1. In diese Mischung tauchen Sie einen Waschlappen, wringen ihn etwas aus und klatschen ihn dann kräftig gegen den Körper, aber nur in Richtung Herz.

Einreibung

Geben Sie unverdünnten Apfelessig in die hohlen Hände und verreiben ihn auf dem ganzen Körper in kreisenden Bewegungen. Auch diese sollten stets in Richtung Herz führen.
Zusätzlich bürsten Sie den Körper – Vorder- und Rückseite – mit einer Bürste in folgender Reihenfolge: Füße, Beine, Arme, Schultern, Bauch, Brust, Rücken. Auch hier gilt: immer zum Herzen hin.

Massage
Hierfür stellen Sie eine Mischung her aus

3 EL Apfelessig
1 l Wasser

Massieren Sie Ihren Körper mit dem Gemisch in der Reihenfolge: Füße, Beine, Arme, Schultern, Bauch, Brust, Rücken – die Bewegungen immer zum Herzen hin. Nach dem Massieren nicht abtrocknen, der Essig soll am Körper trocknen.

Wassertreten
Laufen Sie ein bisschen in Ihrer Badewanne herum: Füllen Sie die Wanne bis zu den Knöcheln mit Wasser und geben Sie eine halbe Tasse Apfelessig dazu. Nun kräftig treten oder hin und her laufen. Vorsicht Rutschgefahr!

Durchfall

Haben Sie etwas Schlechtes gegessen oder getrunken, sind anderweitig Gift- oder Schadstoffe in Ihr Magen-Darm-System gelangt, kommt es meist zu Durchfall: der Darm scheidet die unverträglichen Stoffe mit flüssigem bis wässrigem Stuhl aus. Aber auch Bakterien und Viren können Durchfall verursachen. Meist ist es mit einem Tag Durchfall getan, hält er aber länger als drei Tage an, müssen Sie sofort zum Arzt. Denn nicht nur die schlechten Stoffe werden ausgeschieden, sondern der Körper verliert beim Durchfall auch viel Flüssigkeit, lebenswichtige Mineralstoffe und Salze. Durch seine wertvollen Inhaltsstoffe ist Apfelessig bei Durchfall ein wirksames Mittel, um den Mineralstoffhaushalt wieder aufzufüllen.

Behandlung mit Apfelessig
Versuchen Sie schon während der Beschwerden Apfelessig zu sich zu nehmen.
Mischen Sie

2 TL Apfelessig
1 Glas stilles Mineralwasser

Trinken Sie die Mischung vor jeder Mahlzeit in kleinen Schlucken, bis der Durchfall aufhört.

Äußerlich legen Sie zweimal täglich heiße Apfelessig-Wickel auf den Unterleib, das lindert die Beschwerden. Dafür brauchen Sie eine Mischung aus Apfelessig und heißem Wasser im Verhältnis 1:1.

E

Einlegen

Das Einlegen in Essig ist eine altbewährte und beliebte Methode um Obst und Gemüse haltbar zu machen. Schon in frühen Zeiten der Menschheitsgeschichte, als es noch keine künstlichen Konservierungsmittel gab, wurde mit Salz und Essig konserviert. Das ist nicht nur gesünder, sondern auch erheblich billiger. Hier einige Tipps, worauf Sie beim Einlegen in Essig achten sollten.

1. Nehmen Sie nur einwandfreies Obst und Gemüse.

2. Halten Sie die angegebenen Zutatenmengen, auch die Essigmenge, genauestens ein.

3. Die Einmachgefäße und -geräte sollten einwandfrei sauber sein.

4. Bei der Verarbeitung auf Sauberkeit achten.

5. Das Einmachgut gleichmäßig erhitzen, die Früchte sollten eher nebeneinander als übereinander geschichtet sein.

6. Eingemachtes dunkel und kühl aufbewahren, vor Sonnenbestrahlung schützen.

Einige Rezepte zum Einlegen finden Sie ab Seite 145.

Einschlafprobleme

siehe Schlafstörungen

Eisen

Eisen ist ein Spurenelement, das heißt, der Körper braucht nur sehr wenig von diesem Stoff, dennoch ist er wichtig. Frauen brauchen, bedingt durch den monatlichen Blutverlust, mehr Eisen (18 mg) als Männer (12 mg), denn es ist maßgeblich an der Blutbildung beteiligt. Genauer gesagt wird es von den roten Blutkörperchen benötigt, um Hämoglobin zu bilden, das für die Versorgung der Zellen mit Sauerstoff verantwortlich ist. Wer zu wenig Eisen zu sich nimmt, wird mit Mangelerscheinungen wie Müdigkeit, Blässe, Blutarmut (Anämie), Verdauungsbeschwerden, brüchigen Nägeln und Haaren zu kämpfen haben. Daher empfiehlt es sich, nicht nur täglich Apfelessig zu trinken, sondern auch andere eisenhaltige Nahrungsmittel wie Vollkornprodukte, Leber, Tomaten, Hülsenfrüchte, Rindfleisch und grünes Gemüse regelmäßig zu sich zu nehmen. Eine gesunde Ernährung macht Spaß!

Ekzem siehe Ausschlag

Entkalken

Haushaltsgeräte, die mit Wasser arbeiten, verkalken je nach Wasserhärte früher oder später. Das hat jeder schon mal miterlebt. Wenn aus der Kaffeemaschine nur noch ein Rinnsal Wasser ins Kaffeepulver tropft, wenn die Heizstäbe des Wasserkochers vor Kalkablagerungen weiß sind und sich kaum noch erhitzen oder aus dem Dampfbügeleisen kein Wasser mehr herauskommt, ist es Zeit für Apfelessig. Sparen Sie sich teure und schädliche Entkalkungsmittel, die Essigsäure ist der beste Entkalker, den es gibt.
Nehmen Sie einen klaren (wichtig, weil sonst Flecke entstehen könnten), billigen Apfelessig aus dem Supermarkt.

Kaffeemaschine
Gießen Sie etwa einen Viertelliter Apfelessig in den Wasserbehälter der Kaffeemaschine und füllen mit kaltem Wasser auf. Stellen Sie das Gerät an und lassen Sie die Mischung zur Hälfte durchlaufen. Maschine abschalten und den Essig etwa zwei Stunden einwirken lassen. Dann anschalten und das restliche Wasser durchlaufen lassen. Zum Schluss geben Sie klares Wasser in die Maschine und lassen es mindestens zweimal durchlaufen.

Wasserkocher
Im Wasserkocher sollte die Essig-Wasser-Mischung (eine Tasse auf einen Liter) einmal aufgekocht werden, dann eine Stunde warten, das Essigwasser entfernen und ebenfalls dreimal mit klarem Wasser nachspülen.

Wasserhahn
Einen verkalkten Wasserhahn reinigen Sie so: Schrauben Sie den vorderen Siebeinsatz ab und legen ihn für eine Stunde in Apfelessig. Danach fließt das Wasser wieder ohne Probleme.

Waschmaschine
Zur Entkalkung der Waschmaschine füllen Sie fünf Liter Apfelessig-Wasser (Verhältnis 1:1) in die leere Trommel. Dann lassen Sie die Maschine bei 60 oder 95 °C im Hauptwaschgang waschen – ohne Wäsche, versteht sich.

Dampfbügeleisen
Bereiten Sie Apfelessigwasser im Verhältnis 1:1 zu und füllen es in den Wasserbehälter des Bügeleisens. Schalten Sie das Bügeleisen an und lassen es einige Minuten

dampfen. Dann abschalten. Die restliche Essiglösung lassen Sie über Nacht im Bügeleisen einwirken, leeren dann den Wasserbehälter und spülen ihn gründlich mit klarem Wasser aus.

Entschlacken

Der Körper ist ein gut funktionierendes und sich selbst regulierendes System. Unter anderem sind zum Beispiel Darm, Nieren, Haut und Lunge für die Entgiftung des Körpers zuständig, das heißt sie befördern die Stoffe, die dem Körper schaden, nach draußen durch Stuhl, Urin, Schweiß oder Schleim beim Husten. Sie verhindern somit, dass sich die Giftstoffe im Körper als Schlacken absetzen und langfristig den Körper schädigen. Bei guter Ernährung, ausreichend Schlaf und Bewegung funktioniert dieses System der Entschlackung gut und ohne dass zusätzliche Mittel eingenommen werden müssen. Doch hin und wieder sollte man den Körper dabei unterstützen, zum Beispiel im Frühjahr wie eine Art Frühjahrsputz. Dazu eignet sich Apfelessig.

Behandlung mit Apfelessig
Trinken Sie täglich ein Glas Apfelessig-Honig-Getränk.

2 TL Apfelessig
1 TL Honig
0,2 l Wasser

Außerdem empfehle ich eine dreitägige Entschlackungskur. Bei dieser Kur dürfen Sie zwei Tage nichts essen, nur trinken. Fragen Sie Ihren Arzt, ob er Einwände hat, wenn Sie diese Kur durchführen. Wichtig ist, dass Sie in den folgenden Tagen viel trinken, mindestens 3 Liter am Tag, davon auch mehrmals das Apfelessig-Getränk (ohne Honig). Und verzichten Sie auf Alkohol, Kaffee und Zigaretten.

Erster Tag:
1. Beginnen Sie den ersten Entschlackungstag mit einem Glas Apfelessig-Getränk aus

2 TL Apfelessig
0,2 l Wasser

Hierdurch wird die Darmtätigkeit angeregt; Rückstände, die im Darm verblieben sind, werden gelöst und ausgeschieden.
2. Führen Sie als zweiten Schritt eine Bürstenmassage mit Apfelessig

durch, um den Kreislauf anzuregen. In eine Mischung aus

2 l lauwarmem Wasser
0,2 l Apfelessig

tauchen Sie die Körperbürste und bürsten Ihren Körper in kreisenden Bewegungen von unten nach oben kräftig ab. Die Bewegungen immer in Richtung Herzen vollführen.

3. Nach dem Bürsten ziehen Sie sich warm an und trinken ein bis zwei Tassen Kräutertee (zum Beispiel Pfefferminztee) ohne Zucker.

4. Dann ist wieder der Darm dran. Mit Bittersalz wird er nochmals von Rückständen gereinigt und nun vollständig entleert. Trinken Sie eine Mischung aus

0,2 l lauwarmem Wasser
Bittersalz nach Packungsanweisung

In der nächsten Zeit werden Sie öfter zur Toilette müssen, weil der Darm sich meldet. Danach ruhen Sie sich am besten aus, wenn Sie sich etwas schlapp fühlen.

5. Trinken Sie um die Mittagszeit 0,4 l Gemüsebrühe. Zwischendurch können Sie natürlich Mineralwasser, Kräutertee und einen Apfelessig-Drink zu sich nehmen, so oft Sie wollen.

6. Abends trinken Sie wieder ein Glas Apfelessig-Getränk und Kräutertee gegen den einsetzenden Hunger.

Wenn Sie am ersten Tag der Entschlackungskur frieren, nehmen Sie ein heißes Bad.

Zweiter Tag

1. Nach dem Aufstehen trinken Sie ein Glas Apfelessig-Getränk und begeben sich dann für etwa eine halbe Stunde an die frische Luft zu einem kleinen Spaziergang.

2. Zum Frühstück gibt es Kräutertee so viel Sie wollen.
Dann steht eine wechselwarme Dusche an. Denn die Schlacken werden auch über die Haut ausgeschieden, was sich durch unangenehmen Körpergeruch bemerkbar macht. Duschen Sie den Körper zuerst lauwarm, dann kälter, wiederholen das und duschen zum Schluss wieder kalt. Den Duschstrahl lassen Sie dabei von unten nach oben über den Körper laufen.

3. Mittags trinken Sie erneut 0,4 l Gemüsebrühe, davor und zwischendurch öfter mal das Apfelessig-Getränk zur Unterstützung der Darmentschlackung. Nachmittags können Sie wieder spazieren gehen oder ein gutes Buch lesen.

Ist Ihnen kalt, kurbeln Sie den Kreislauf mit einem Apfelessig-Fußbad kräftig an:
Nehmen Sie eine Fußwanne und stellen Sie Ihre Füße hinein. Dann geben Sie warmes Wasser (35 bis 37 °C) in die Wanne, bis die Füße bedeckt sind. Langsam gießen Sie nach fünf Minuten heißes Wasser nach und lassen die Füße weitere fünf Minuten darin.
4. Zum Abendessen trinken Sie ein Glas Apfelessig-Getränk und Kräutertee so viel Sie wollen.

Dritter Tag
Am dritten Tag fangen Sie wieder langsam und sehr mäßig mit dem Essen an.
1. Vor dem Frühstück trinken Sie ein Glas Apfelessig-Getränk. Zum Frühstück essen Sie ein Jogurt mit frischem Obst.
2. Dann sollten Sie eine Wechseldusche wie am zweiten Tag durchführen und Ihren Körper dabei gründlich reinigen. Nach dem Duschen unternehmen Sie einen kleinen Spaziergang.
3. Zum Mittagessen kochen Sie sich frische Möhren (ca. 300 g) und eine Hand voll Reis. Davor trinken Sie den Apfelessig-Drink, genauso wie zwischendurch immer mal wieder.
4. Nachmittags ruhen Sie sich aus. Essen sie zwischendurch Obst, wenn Sie Lust darauf haben (Äpfel oder Bananen).
5. Zum Abendessen bereiten Sie sich einen halben Kopf grünen Salat mit einem Apfelessig-Dressing und wenig Gewürzen zu.

Nach diesen drei Tagen ist die eigentliche Entschlackungskur beendet. Sie sollten dennoch langsam mit dem normalen Essen beginnen und Magen und Darm nicht belasten. Essen Sie wenig Fett, Fleisch und Käse, aber viel Obst und Gemüse, Salate, Kartoffeln und Vollkornprodukte. Und natürlich immer morgens das Apfelessig-Getränk, dem Sie jetzt wieder einen Teelöffel Honig zugeben dürfen.
Siehe auch „Darmreinigung“

Erbrechen

Verdorbene Nahrung durch Krankheitserreger oder Medikamentenunverträglichkeit sind die Hauptursachen für Erbrechen. Normalerweise hält die Übelkeit nicht lange an und die Mineralstoffe, die der Körper dabei verloren hat, sind schnell wieder aufgefüllt. Hält der Brechreiz jedoch länger als drei Tage an, sollten Sie zum Arzt gehen. Unterstützend zur medikamentösen Behandlung können Sie Apfelessig anwenden, um die Mineralstoffreserven des Körpers wieder zu ergänzen.

Behandlung mit Apfelessig
Nehmen Sie

1 l Wasser
5 g Kochsalz
20 g Zucker
6 TL Apfelessig

Erwärmen Sie das Wasser etwas und lösen Sie Salz und Zucker darin auf. Dann geben Sie den Apfelessig dazu. Diesen Trunk sollten Sie teelöffelweise zu sich nehmen, wenn der Magen es erlaubt. Elektrolytlösung und Apfelessig stabilisieren den Kreislauf und führen dem Körper wieder Kalium zu.
Lassen Unwohlsein und Erbrechen nach, trinken Sie viel, vor allem morgens und abends das Apfelessig-Honig-Getränk aus

2 TL Apfelessig
2 TL Honig
0,2 l Wasser

Beginnen Sie vorsichtig wieder mit dem Essen.

Erkältung

Ist das Immunsystem geschwächt, haben Erkältungserreger leichtes Spiel mit unserer Gesundheit. Dies äußert sich in Husten, Schnupfen, Heiserkeit, Halsschmerzen, Kopfschmerzen, Mattigkeit, Appetitmangel, vielleicht auch Fieber. Stärken Sie Ihr Immunsysten daher rechtzeitig und langfristig, damit es gar nicht so weit kommen kann.
Ist die Erkältung jedoch schon ausgebrochen, schauen Sie bei den jeweiligen Symptomen nach.

Behandlung mit Apfelessig
Trinken Sie dreimal täglich das Apfelessig-Honig-Getränk.

3 TL Apfelessig
2 TL Honig
0,2 l Wasser

Bei herannahender Erkältung können Sie eine Apfelessig-Schwitzkur durchführen. Sie ist verhältnismäßig anstrengend, aber sehr wirkungsvoll bei der Unterstützung der körpereigenen Abwehrkräfte gegen die Krankheitserreger.
Nehmen Sie

2 l Wasser
1 Tasse Apfelessig

Das Wasser wird auf ca. 50 °C erhitzt, dann kommt der Apfelessig dazu. Tauchen Sie ein Baumwolltuch hinein, wringen es aus und legen es anschließend um Bauch und Rücken. Darüber wickeln Sie eine Wolldecke. Legen Sie sich sofort ins Bett und decken sich gut zu. Eine Gummiunterlage verhindert, dass die Matratze nass wird. Nehmen Sie den Wickel ab, wenn er abgekühlt ist, ruhen sich aber noch eine Weile danach aus.

Erschöpfung

Erschöpfung kann vielerlei Ursachen haben. Angefangen bei einer vitamin- und mineralstoffarmen Ernährung kann sie auch durch starke körperliche, geistige und emotionale Belastungen ausgelöst werden. Schließen Sie zuallererst psychische, geistige und emotionale Ursachen aus, überlegen Sie, was Ihnen Stress bereiten könnte und schalten Sie die Ursache möglichst aus. Dann überprüfen Sie Ihre Ernährung.

Behandlung mit Apfelessig
Mischen Sie sich einige Wochen lang täglich das Apfelessig-Honig-Getränk aus

2 TL Apfelessig
2 TL Honig
0,2 l Wasser

Auch Bürstenmassagen mit Apfelessig können den Körper bei der Regenerierung seiner Kräfte unterstützen.
Nehmen Sie

2 l Wasser
1/2 Tasse Apfelessig

Erwärmen Sie das Wasser, geben den Apfelessig hinein und bürsten Sie den Körper mit einer weichen Körperbürste und Apfelessig-Wasser von unten nach oben. Die Reihenfolge sollte sein: Füße, Unterschenkel, Knie, Oberschenkel, Arme (von den Fingern zu den Schultern), Rücken, Brust, Bauch. In kreisenden Bewegungen bürsten und die Bürste immer mal wieder in die Essiglösung tauchen. Anschließend lauwarm duschen. Zweimal pro Woche durchführen.
Außerdem können Sie ein Tuch in die Flüssigkeit tauchen und den Körper damit abklatschen.
Waschen Sie den Körper morgens mit Apfelessig-Wasser (1:1) ab, nicht abtrocknen. Das regt den Kreislauf an und mobilisiert die Lebensgeister.

Hält die Erschöpfung trotz dieser Behandlungen an, sollten Sie den Arzt aufsuchen, um mögliche Krankheiten ausfindig zu machen.

Nehmen Sie Erschöpfungszustände nie auf die leichte Schulter, es verbergen sich oft schwere Krankheiten dahinter.

F

Färben

Wenn Sie Stoffe, Textilien oder Bekleidungsstücke färben, geben Sie einen Schuss Apfelessig ins letzte Spülwasser. Der Essig fixiert die Farben und lässt sie leuchten.

Färben, Ostereier

siehe unter „O“

Farbgerüche

Beim Streichen bleibt es nicht aus, dass lästige Farbgerüche durch die Wohnung ziehen. Obwohl die heutigen Farben weitgehend lösemittelfrei sind und durch die Dämpfe keine gesundheitlichen Schäden entstehen können, kann einem penetranter Farbgeruch trotzdem den Atem verschlagen.
Farbgerüche in der Wohnung verschwinden schnell, wenn Sie eine Schale mit unverdünntem Apfelessig aufstellen.

Fasten siehe Entschlacken

Fensterreinigung

Teure Glasreiniger oder sonstige Mittel zum Fensterputzen können Sie beruhigt im Regal stehen lassen und das Geld sparen, wenn Sie Apfelessig im Haus haben (natürlich reicht der klare, billige aus dem Supermarkt).

1 l Wasser
1 Tasse Apfelessig

Geben Sie diese Mischung in einen Eimer und tauchen Sie ein sauberes fusselfreies Tuch hinein. Damit reiben Sie die Fensterscheiben ab. Wischen Sie mit einem Fensterleder oder einem Abzieher nach, damit keine Wasserstreifen bleiben.

Fieber

Bei Erkältungen und sonstigen Erkrankungen, bei denen der Körper sich gegen Krankheitserreger zur Wehr setzt, kann es zu Fieber kommen. Damit signalisiert uns das Immunsystem, dass es in Funktion ist. Fieber ist also eigentlich ein Zeichen, dass die Abwehrkräfte funktionieren, und ist im Grunde nicht besorgniserregend. Einzig, wenn es lebensbedrohlich hoch

steigt und sich bei dem Erkrankten Verwirrtheit und Unruhe einstellen, muss gehandelt werden. Rufen Sie dann sofort den Arzt.
Sie können Fieberkranken dennoch Erleichterung verschaffen mit Apfelessigwickeln.

Behandlung mit Apfelessig
Legen Sie dem Fiebernden kalte Wickel um die Waden.
Mischen Sie

1/4 l Apfelessig
3/4 l kaltes Wasser

Tränken Sie in dieser Mischung zwei Leinentücher, wringen sie aus und wickeln sie um die Waden des Kranken. Darum befestigen Sie jeweils ein Baumwolltuch oder Handtuch. Wechseln Sie die Wickel, wenn sie trocken sind. Wiederholen sie die Wickel, bis das Fieber sinkt.
Eine andere Methode, das Fieber zu senken, ist das Tragen von Strümpfen, die mit der Apfelessiglösung getränkt sind. Ziehen Sie dem Kranken solche kalten Strümpfe (aus Baumwolle) an und wickeln Sie trockene Tücher darum. Die Strümpfe ausziehen, wenn sie zu trocknen beginnen und durch neue kalte ersetzen.

Fleckentfernung

Haben Sie hartnäckige oder alte, eingetrocknete Flecke von Kugelschreiber, Tinte, Farbe, Ei, Tee, Kaffee o. Ä. auf Kleidung oder Teppich, nehmen Sie reine Gallseife und Apfelessig. Lösen Sie etwas Seife im Essig auf und behandeln den Fleck damit. Lassen Sie die Mischung über Nacht auf den Fleck einwirken. Dann waschen.
Prüfen Sie jedoch vor der Behandlung an einer kaum sichtbaren Stelle, ob der Stoff farbecht ist.

Kaugummi- und Klebstoffflecke werden mit reinem Apfelessig betupft. Dann warten, bis sich Kaugummi oder Klebstoff leicht abrubbeln lässt.

Flecke auf Besteck aus rostfreiem Edelstahl verschwinden, wenn man sie mit einem Essigtuch abreibt.

Fluorid

Fluorid gehört ebenfalls zu den Inhaltsstoffen des Apfelessigs. Man kennt es vom Zahnarzt und aus der Zahnpastawerbung. Tatsächlich ist Fluorid für die Bildung und Härte des Zahnschmelzes zuständig, es schützt vor Karies und sollte deshalb schon von Kleinkindern in ausreichender Menge genommen werden. Der Körper braucht täglich etwa 1 mg, eine kleine Menge, aber dennoch unerlässlich. Fluorid ist im Trinkwasser und in schwarzem Tee enthalten.

Frischhalten

Um Gemüse und Obst frisch zu halten und zu verhindern, dass sie nicht braun werden (zum Beispiel Äpfel oder Kartoffeln), genügt ein Schuss Apfelessig darüber.
Geschälter Spargel hält sich noch einige Zeit im Kühlschrank, wenn Sie ihn in ein feuchtes Tuch einwickeln, das in Apfelessigwasser getränkt wurde. Ebenso können Sie mit Schwarzwurzeln verfahren.
Auch Fisch, Fleisch und Geflügel können Sie etwas länger frischhalten, wenn Sie sie in apfelessigfeuchte Tücher wickeln und in den Kühlschrank legen. Der Essig hat noch einen weiteren positiven Effekt: Das Fleisch wird zart.

Frittieren

Zum Frittieren, ob in der Pfanne oder der Fritteuse, geben Sie etwas Apfelessig in das Frittierfett und es spritzt nicht mehr so stark. Außerdem saugen sich die frittierten Speisen nicht so sehr mit Fett voll.

Furunkel

Ein Furunkel ist ein Abszess (siehe Seite 11) an einem Haarbalg. Es sieht auch genauso aus wie ein Abszess, die Haut ist rot und geschwollen, darunter hat sich ein Eiterherd gebildet, der oft auch tief im Gewebe liegen kann. Ein Furunkel kann walnussgroß werden. Häufig platzen die Furunkel von selbst auf, wenn der Eiter stark auf die Haut drückt. Dann heilen sie auch schnell ab. Vorsicht ist geboten, wenn Furunkel im Gesicht oder an den Genitalien auftauchen. Hier sollte ein Arzt hinzugezogen werden, weil die Gefahr besteht, dass Keime wieder ins Gewebe gelangen und neue Entzündungen hervorrufen – bei Furunkeln im Gesicht können die Keime sogar bis ins Gehirn vordringen und eine Hirnhautentzündung auslösen. Treten mehrere Furunkel nebeneinander

auf, heißen sie Karbunkel und sind die Ursache von geschwollenen Lymphknoten oder Fieber. Im Falle von Karbunkeln sollte stets der Arzt die Behandlung duchführen, weil es sonst zu Blutvergiftung, Gelenk-, Herz- und Nierenschäden kommen kann.
Unterstützend können Sie nach Absprache mit dem Arzt mit Apfelessig behandeln (siehe unter dem Stichwort Abszess).
Außerdem sollten Sie Ihr Immunsystem stärken, indem Sie täglich das Apfelessig-Honig-Getränk zu sich nehmen.

Behandlung mit Apfelessig
Mischen Sie

2 TL Apfelessig
2 TL Honig
0,1 l stilles Mineralwasser

und trinken Sie diese Mischung schluckweise, wenn möglich mehrmals täglich.

Füße

Nach langem Stehen, Laufen oder Wandern schmerzen oft die Füße, schwellen an und es fällt schwer, sich weiterhin auf ihnen zu halten. Gönnen Sie Ihren Füßen deshalb ein Apfelessig-Fußbad.

Behandlung mit Apfelessig
Nehmen Sie

2 Tassen Apfelessig
warmes Wasser

Vermischen Sie Essig und Wasser in einer Fußwanne und halten Sie Ihre Füße etwa eine halbe Stunde hinein. Bewegen Sie die Füße dabei ein wenig, um die Durchblutung anzuregen. Lassen Sie sie danach an der Luft trocknen.
Außerdem hilft müden und schlecht durchbluteten Füßen ein Thymian-Apfelessig-Wickel:
Nehmen Sie

0,5 l Wasser
3 EL getrockneten Thymian (aus der Apotheke)
0,2 l Apfelessig

Erhitzen Sie das Wasser und übergießen Sie den Thymian damit. Den Aufguss 10 Minuten stehen lassen, dann den Thymian durch ein Sieb herausfiltern und der Flüssigkeit den Apfelessig zugeben. Befeuchten Sie zwei Leinentücher mit dem Aufguss und wickeln Sie diese um die Füße. Darum wickeln Sie noch zwei trockene Tücher und legen die Füße hoch. Nach 15 Minuten nehmen Sie die Wickel ab und waschen die Füße gründlich. Nach dem Abtrocknen sollten Sie warme Strümpfe anziehen.

Fußpflege

Noch bevor die Füße dick und geschwollen sind und schmerzen, können Sie etwas Gutes für sie tun, um sie zu pflegen und schön aussehen zu lassen, auch um Fußschweiß vorzubeugen. Mithilfe von Apfelessig und Walnussblättern bereiten Sie Kompressen und Ihre Füße werden es ihnen danken.

Behandlung mit Apfelessig
Nehmen Sie

4 TL Walnussblätter
400 ml Wasser
0,2 l Apfelessig

Überbrühen Sie die Walnussblätter mit dem kochenden Wasser und lassen Sie den Sud zehn Minuten ziehen. Dann abseihen und die Flüssigkeit mit dem Apfelessig mischen. Wenn er etwas abgekühlt ist, tauchen Sie die Mullkompressen in den Aufguss und pressen diese auf die Füße. Darum binden Sie trockene Baumwolltücher. Legen Sie nun die Beine hoch und lassen den Aufguss etwa 20 bis 30 Minuten lang einwirken.

Fußpilz

Fußpilz ist eine häufige Erscheinung, die besonders durch ungenügendes Abtrocknen der Füße, besonders der Zehenzwischenräume, synthetische Strümpfe und falsche bzw. zu enge Schuhe gefördert wird. Im feucht-warmen Milieu zwischen den Zehen breiten sich Pilze gerne aus. Die Haut ist dann gerötet, juckt, Schuppen und Bläschen sind sichtbar. Der Pilz breitet sich bis zur Fußsohle und unter die Nägel aus; und über Schuhe und Strümpfe kann man sich immer wieder neu anstecken. Daher die Strümpfe auskochen und die Schuhe desinfizieren. So oft wie möglich barfuß herumgehen, außer in öffentlichen Räumen wie zum Beispiel in Schwimmbädern. Eine Fußpilzinfektion im Anfangsstadium können Sie mit Apfelessig selbst behandeln, ist sie allerdings schon weiter fortgeschritten, empfiehlt sich ein Arztbesuch. Wichtig ist es auch, die Behandlung nach

Abklingen der Beschwerden noch lange genug fortzuführen, um auch die letzten Pilzsporen mit Sicherheit zu vernichten.

Behandlung mit Apfelessig
Geben Sie unverdünnten Apfelessig auf einen Wattebausch und betupfen Sie die betroffenen Stellen mehrmals täglich damit. Sie können auch Wattebäusche zwischen die Zehen stecken.
Desinfizieren Sie Ihre Füße mit einem Apfelessig-Fußbad. Dazu mischen Sie

1 l warmes Wassser
1 l Apfelessig im Verhältnis 1:1

Baden Sie die Füße abends darin. Es wird Ihnen sicher gut tun!

Auch ein Apfelessig-Kamille-Bad ist gut gegen Fußpilz:
Nehmen Sie

2 TL Kamillenblüten
200 ml Wasser
1 Tasse Apfelessig

Übergießen Sie die Kamillenblüten mit dem kochenden Wasser, lassen den Sud zehn Minuten ziehen und geben ihn dann mit dem Apfelessig in eine Fußwanne mit warmem Wasser. Darin können Sie die Füße dreimal täglich baden.

Fußschweiß siehe Fußpflege

G

Gedächtnisschwäche

Wenn das Gedächtnis streikt, kann es peinlich werden. Namen, Orte, Verabredungen werden vergessen, man macht sich unbeliebt. Deshalb sollten Sie Ihr Gehirn stets mit allen notwendigen Mineralien und Vitaminen versorgen, die es zum guten Funktionieren braucht – also mit Apfelessig.
Außerdem sollten Sie Ihre Ernährung konsequent auf Vollwertkost umstellen und auf ausreichend B_{12}, Niazin und Folsäure in der Nahrung achten.
Und meiden Sie möglichst Nikotin und Alkohol.

Behandlung mit Apfelessig
Trinken Sie dreimal täglich zu den Mahlzeiten das Apfelessig-Honig-Getränk aus

2 TL Apfelessig
1 TL Honig
0,2 l Wasser

Gelenkschmerzen

Mit zunehmendem Alter leiden auch die Gelenke, genauer gesagt die Gelenkknorpel unter Abnutzungserscheinungen. Dies macht sich durch Knacken in den Gelenken bemerkbar, teilweise entzünden sie sich und es kommt zu Schmerzen. Schwellen die Gelenke an und werden rot, handelt es sich meist um Gicht. Gicht ist eine angeborene aber auch oft erworbene Stoffwechselerkrankung. Dabei wird vermehrt Harnsäure produziert, die sich als Harnsäurekristalle in den Gelenken ansammelt und dort schmerzhafte Knoten bildet. Bei rechtzeitiger Behandlung können Gelenkschmerzen durchaus geheilt werden. Zuvor aber sollte der Arzt die genaue Ursache feststellen. Unterstützend können Sie Apfelessig anwenden.

Behandlung mit Apfelessig
Das Apfelessig-Honig-Getränk morgens und abends getrunken hält den Stoffwechsel in Schwung und fördert die Urinausscheidung. Nehmen Sie

3 TL Apfelessig
2 TL Honig
0,2 l Wasser

Bei akuten Schmerzen helfen kalte Apfelessig-Wickel.
Nehmen Sie

5 EL Apfelessig
1 l Wasser

Tränken Sie das Tuch mit der Mischung und legen es in einer Plastiktüte in den Gefrierschrank, bis es sehr kalt ist. Dann legen Sie das eiskalte Tuch auf die schmerzende Stelle und wickeln ein trockenes Tuch darum. Wenn das kalte Tuch sich erwärmt hat, nehmen Sie den Wickel ab. Legen Sie einen neuen kühlen Wickel um, wenn die Schmerzen noch bestehen.
Außerdem wirkt ein Bad mit Arnika und Apfelessig wohltuend bei schmerzenden Gelenken.
Nehmen Sie

3 l Wasser
2 Tassen Arnikablüten
(aus der Apotheke)
0,2 l Apfelessig

Geben Sie das Wasser und die Arnikablüten in einen Topf, sodass alle Blüten mit Wasser bedeckt sind. Den Topf zugedeckt über Nacht stehen lassen, dann kurz aufkochen und zehn Minuten ziehen lassen. Dann seihen Sie die Arnikablüten ab. Lassen Sie sich nun ein schönes warmes Bad ein und geben den Arnikaaufguss und den Apfelessig dazu. Baden sie nun 15 Minuten, dann ruhen Sie sich noch etwas aus oder gehen ins Bett. Das Arnika-Apfelessig-Bad wirkt entspannend und schmerzlindernd.

Gereiztheit

Gereizte und cholerische Menschen tragen nicht zu unserem – und nebenbei auch nicht zu ihrem eigenen – Wohl bei. Aber auch gegen diese Stimmung ist ein Kraut gewachsen: Johanniskraut. In Verbindung mit Apfelessig ergibt es eine feine Mischung, die gereizte Menschen trinken sollten.

Behandlung mit Apfelessig
Mischen Sie

1 EL Johanniskrautessig
(Herstellung siehe unter „J“)
0,2 l Wasser

Dieser Drink, zweimal täglich getrunken, sorgt für Ausgeglichenheit und Beruhigung.
Siehe auch Nervosität.

Gesichtspflege

Zur Pflege der beanspruchten Gesichtshaut können Sie sich ein wohltuendes Gesichtswasser sebst herstellen, das garantiert keine chemischen Konservierungs- und Zusatzstoffe enthält.

Behandlung mit Apfelessig
Nehmen Sie

0,3 l Apfelessig
0,3 l stilles Mineralwasser
1 Tasse Rosenblüten oder Orangenblüten, je nach Geschmack

Mischen Sie alle Zutaten miteinander, geben sie in einen Topf und lassen sie aufkochen. Dann rühren Sie noch einmal um und füllen das Blütenwasser in ein gut verschließbares Glas. Lassen Sie es etwa einen Tag durchziehen, bevor Sie die Blüten abseihen. Das Gesichtswasser füllen sie in dunkle Flaschen. Benutzen sie es nach jeder Gesichtswäsche zur Klärung der Haut. Es erfrischt, fördert die Durchblutung und riecht angenehm.

Trockene Haut
Trockener Gesichtshaut können Sie mit einer Apfelessig-Weizenkleie-Maske etwas Gutes tun. Sie bekommt mehr Feuchtigkeit und der Säureschutzmantel wird schnell erneuert.
Nehmen Sie

7 EL stilles Mineralwasser
2 EL Apfelessig
3 TL Honig
2 EL Weizenkleie

Erhitzen Sie Wasser und Apfelessig in einem Topf und lösen dann den Honig unter Rühren darin auf. Anschließend geben Sie die Weizenkleie dazu. Nochmal durchrühren, dann etwas abkühlen lassen. Nun geben Sie die Maske auf das Gesicht, die Augenpartie sparen Sie dabei aus, da die Haut dort zu empfindlich ist. Legen oder setzen Sie sich gemütlich hin und lassen Sie die Maske etwa eine Stunde einwirken. Dann waschen Sie sie mit lauwarmem Wasser gründlich ab. Es sollten keine Rückstände auf der Haut zurückbleiben. Einmal wöchentlich angewendet wird sich der Zustand Ihrer Gesichtshaut bald deutlich verbessern.
Siehe auch Hautpflege.

Gicht **siehe Gelenkschmerzen**

Gürtelrose

Als Gürtelrose wird eine Hauterkrankung bezeichnet, bei der sich ein Ausschlag mit Bläschenbildung wie ein Gürtel rund um den Bauch bildet. Begleitet wird dieses Symptom oft von Fieber, Appetitlosigkeit, Gliederschmerzen und Brennen am Bauch. Die Mediziner nennen die Gürtelrose Zoster.

Apfelessig kann diese Erkrankung nicht heilen, aber in vielen Fällen eine Linderung verschaffen und das Immunsystem stärken. Ein Arztbesuch wird dringend angeraten.

Behandlung mit Apfelessig

Trinken Sie dreimal täglich das Apfelessig-Honig-Getränk:

2 TL Apfelessig
2 TL Honig
0,2 l Wasser

Als hilfreich bei der äußeren Behandlung hat sich das direkte Auftragen von Apfelessig auf die befallenen Körperstellen erwiesen.

Außerdem helfen Vollbäder, denen Sie ein bis zwei Tassen Apfelessig beigeben.

H

Haarausfall

Von Haarausfall spricht man, wenn täglich mehr als 100 Haare verloren gehen. Alles andere bewegt sich noch im „normalen“ Bereich. Es gibt viele Gründe für Haarausfall, einer ist Vitamin- und Mineralstoffmangel. Den können Sie durch die tägliche Einnahme von Apfelessig beheben. Äußerlich kann eine Apfelessig-Brennnessel-Packung helfen, den Haarausfall einzudämmen.

Behandlung mit Apfelessig
Nehmen Sie

20 g Brennnesselwurzel
(aus der Apotheke)
0,2 l Wasser
2 EL Apfelessig

Bereiten Sie aus den Brennnesselwurzeln und kochendem Wasser einen Aufguss und lassen ihn 20 Minuten ziehen. Dann die Brennnesselwurzeln abseihen und den Essig in den Sud schütten. Die entstandene Mischung massieren Sie nach der Haarwäsche vollständig in die Kopfhaut ein. Wickeln Sie sich ein Handtuch um den Kopf und lassen die Packung etwa eine Stunde einwirken, bevor Sie sie gründlich mit lauwarmem Wasser auswaschen. Einmal wöchentlich anwenden.

Haarpflege

Die Haare sind wie unsere Haut fast immer Wind und Wetter ausgesetzt, im Winter zusätzlich der Kälte, im Sommer intensiver Sonnenbestrahlung. Stress durch Färben, Dauerwellen und Föhnen kommt noch dazu. Alles Zustände, die die Haarstruktur massiv angreifen und schädigen können. Eine kräftigende und schützende Haarpflege ist deshalb dauerhaft sehr wichtig, um die Haare lange schön und glänzend zu erhalten. Ein Festiger, nach dem Waschen aufgetragen, schützt die Haare nachhaltig. Ein natürlicher Haarfestiger läst sich mit Apfelessig herstellen.

Haarfestiger
4 EL Bier
2 TL Apfelessig
1/2 Glas stilles Mineralwasser

Diesen Festiger geben Sie nach dem Waschen auf die feuchten Haare. Massieren Sie ihn ein oder verteilen Sie ihn mit Kamm oder Bürste. Dann die Haare wie gewohnt trocknen.

Starken Halt gibt folgender Apfelessig-Honig-Festiger:
Nehmen Sie

100 ml Wasser
2 TL Apfelessig
1 TL flüssigen Honig

Erwärmen Sie das Wasser und geben Sie Apfelessig und Honig hinein. Dann gut verrühren und auf dem gewaschenen, feuchten Haar verteilen. Trocknen lassen.

Glanzloses Haar
Haare, die häufig gewaschen werden, wirken nach einiger Zeit glanz- und kraftlos, weil bei jeder Wäsche Shampooreste und Kalkablagerungen im Haar zurückbleiben und sich auf den Haaren und der Kopfhaut ablagern. Pflegen Sie die Haare einmal pro Woche mit einer Apfelessig-Spülung. Sie entfernt die Rückstände im Haar und macht sie wieder glänzend und kräftig wie zuvor.
Mischen Sie

0,2 l Apfelessig
0,2 l Wasser

Diese Spülung massieren Sie nach dem Haarewaschen in die noch feuchten Haare ein und lassen sie einige Zeit einwirken. Nach etwa drei Minuten spülen Sie sie mit warmem Wasser aus – ein glänzendes Ergebnis.

Einmal wöchentlich können Sie glanz- und kraftlosem Haar eine Apfelessig-Ei-Packung gönnen:

1 Eigelb
2 TL Apfelessig
1 TL Zitronensaft

Vermischen Sie das Eigelb, das Sie vorher schaumig gerührt haben, mit dem Apfelessig und dem Zitronensaft und rühren Sie weiter, bis eine glatte Creme entstanden ist. Diese geben Sie auf die frisch gewaschenen, noch feuchten Haare. Setzen Sie darüber eine Plastikhaube auf und wickeln Sie ein Handtuch um den Kopf. Die Packung sollte etwa 20 Minuten einwirken. Danach muss sie gründlich ausgespült werden, es sollten keine Rückstände davon im Haar bleiben.
Diese Packung hat noch eine weitere Wirkung, sie hellt blondes Haar auf. Für dunkles oder gefärbtes Haar ist sie daher verständlicherweise nicht geeignet.

Fettiges Haar
Bei fettigem Haar hilft folgende Apfelessig-Spülung:

0,5 l Wasser
2 TL Thymian
2 TL Salbei
4 TL Apfelessig

Bringen Sie das Wasser zum Kochen. Dann gießen Sie es über die Kräuter, die Sie vorher in eine Schüssel gegeben haben. Die Mischung lassen Sie 20 Minuten ziehen. Seihen Sie anschließend die Kräuter durch ein Sieb ab. Der gewonnenen Flüssigkeit fügen Sie den Apfelessig hinzu. Ein Viertel dieser Spülung verteilen Sie nach dem Waschen auf den Haaren und lassen sie etwa zehn Minuten einwirken. Dann die Haare mit klarem Wasser nachspülen. Nach mehrmaliger Anwendung müsste ein erster Erfolg erkennbar sein.

Graues Haar
Es lässt sich nicht vermeiden, dass die Haare mit dem Alter grau werden. Dies ist ja kein Makel, denn auch graue Haare können sehr schön aussehen, vital und stark wirken, wenn sie gepflegt werden. Probieren Sie eine Apfelessig-Spülung mit Kornblumen:

0,3 l Wasser
2 EL Kornblumenblüten
1/4 Tasse Apfelessig

Bringen Sie das Wasser zum Kochen und übergießen Sie die Kornblumenblüten damit in einer Schüssel. Zehn Minuten ziehen lassen, dann die Blüten abseihen. Den Apfelessig zur Flüssigkeit geben. Ein Viertel dieser Spülung verteilen Sie nach dem Waschen im Haar und lassen sie etwa zehn Minuten einwirken. Dann spülen Sie gründlich mit warmem Wasser nach. Nach vier Wochen müssten erste Erfolge sichtbar sein.

Haare aufhellen
Möchten Sie Ihre blonden oder hellbraunen Haare ein bisschen aufhellen und ihnen wieder mehr Glanz zukommen lassen? Dann probieren Sie einmal folgendes Rezept mit Apfelessig und Kamilleblüten.

0,2 l Wasser
4 TL Kamilleblüten
1 EL Apfelessig
1 EL Zitronensaft

Das Wasser zum Kochen bringen und die Kamilleblüten damit übergießen. Den Sud zehn Minuten ziehen lassen, dann die Blüten durch ein Sieb abseihen. Apfelessig und Zitronensaft zum Kamillentee geben. Diesen Aufheller massieren Sie nach dem Waschen gründlich in die Haare ein. Zehn Minuten einwirken lassen, dann mit warmem Wasser ausspülen. Wenden Sie ihn aber höchstens einmal pro Woche an, da die Haare sonst Schaden nehmen können.

Haarschuppen

Haarschuppen sind im Grunde etwas ganz Normales, denn es sind die abgestorbenen Hautzellen, die abgestoßen werden. Durch psychischen Stress oder Störungen der Hautfunktionen kann es zum schnelleren Wachstum von Hautzellen kommen, sodass die alten schneller abgestoßen werden. Mit einer Apfelessig-Kur können Sie dieses Phänomen auf ganz einfache Weise verhindern.
Nehmen Sie unverdünnten Apfelessig und massieren Sie ihn nach dem Waschen gründlich in die Kopfhaut ein. Lassen Sie den Essig etwa eine Stunde einwirken, am besten wickeln Sie sich während dieser Zeit ein Handtuch um den Kopf. Dann den Essig mit warmem Wasser gründlich ausspülen. Nach vier Wochen müsste die Schuppenbildung schon erheblich nachgelassen haben.

Halsschmerzen

Halsschmerzen treten vergleichsweise häufig auf, besonders in Zusammenhang mit Erkältungen oder fiebrigen Infekten. Typische Symptome sind ein geröteter Mund-Rachen-Raum und Schluckbeschwerden. Leichte Halsschmerzen verschwinden in der Regel nach ca. drei Tagen wieder; sollte dies nicht der Fall sein und sich im Gegenteil noch hohes Fieber dazugesellen, ist der Arztbesuch unumgänglich. Wahrscheinlich liegt dann eine Mandelentzündung vor, die medizinisch behandelt werden muss.
Zur Behandlung von Halsschmerzen nehmen Sie Apfelessig, der ja desinfizierend wirkt. Zusammen mit Kochsalz ergibt sich eine wirksame Gurgellösung.

Behandlung mit Apfelessig
Nehmen Sie

2 g Kochsalz
200 ml warmes Wasser
1 TL Apfelessig

Lösen Sie das Salz in dem Wasser auf und geben Sie den Apfelessig dazu. Gurgeln Sie dann alle zwei bis drei Stunden mit dieser Lösung. Die Flüssigkeit nicht hinunterschlucken.

Außerdem können Sie den Halsschmerzen mit Apfelessig-Kartoffel-Wickeln zu Leibe rücken.
Nehmen Sie

250 g Pellkartoffeln
4 TL Apfelessig

Kochen Sie die Kartoffeln sehr weich und schrecken sie kurz ab. Dann mit Schale zerquetschen und den Apfelessig druntermischen. Diese Mischung geben Sie auf ein Geschirrtuch und packen sie darin ein. Darum legen Sie ein Baumwolltuch und wickeln es um den Hals. Die Mischung sollte heiß, aber nicht zu heiß sein. Um das Baumwolltuch legen Sie am besten noch einen Wollschal, damit sich die Wärme lange hält. Ist der Wickel abgekühlt, nehmen Sie ihn ab. Einen Kartoffel-Apfelessig-Wickel können Sie bis zu drei- oder viermal pro Tag anlegen.

Hämorriden

Hämorriden sind eigentlich Krampfadern im Bereich des Darmausganges. Sie können sehr schmerzhaft sein und bluten, besonders wenn der Stuhl zu fest ist. Auch beim Sitzen und Rad fahren machen sich Hämorriden sehr oft unangenehm bemerkbar.

Behandlung mit Apfelessig
Betupfen Sie den Darmausgang jeden Abend vor dem Schlafengehen mit reinem Apfelessig, den Sie auf einen Wattebausch geben. Sie können den Wattebausch auch mit einem Pflaster befestigen und über Nacht auf dem After lassen.
Darüber hinaus sollten Sie darauf achten, dass der Stuhl weich ist, um Schmerzen beim Stuhlgang zu vermeiden. Dabei hilft neben einer ballaststoffreichen Ernährung mit viel Frischkost und Vollkornprodukten (Rezepte finden Sie ab Seite 121) das tägliche Glas Apfelessig-Honig-Getränk:

3 TL Apfelessig
2 TL Honig
0,2 l Wasser

Handpflege

Die Hände sind unser Hauptwerkzeug und daher auch vielen Strapazen und Belastungen ausgesetzt. Hantieren mit Chemikalien, Wasch-, Spülmitteln und Wasser greift den Schutzfilm der Haut an und lässt Hände rau und rissig werden, wenn sie nicht entsprechend gepflegt werden.

Behandlung mit Apfelessig
Gönnen Sie Ihren Händen eine Apfelessig-Handcreme.
Nehmen Sie

1 Eigelb
4 EL Olivenöl
2 EL Apfelessig

Schlagen Sie das Eigelb schaumig und geben Sie das Olivenöl tropfenweise dazu. Darunter rühren Sie den Apfelessig, bis eine glatte Creme entstanden ist. Cremen Sie damit Ihre Hände gründlich ein und lassen sie etwa 75 Minuten einwirken. In der Zwischenzeit sollten die Hände entspannt in Ihrem Schoß ruhen. Nach der Einwirkzeit die Hände gut abwaschen.

Noch ein Rezept hat sich bei rauen und rissigen Händen bewährt:

50 ml Apfelessig
20 ml Kölnisch Wasser
20 ml Mandelöl
30 ml Glyzerin (aus der Apotheke)

Vermischen Sie alle Zutaten gründlich miteinander, bis eine homogene Flüssigkeit entstanden ist. Füllen Sie diese in eine dunkle Flasche und reiben Sie damit die Hände nach dem Spülen ein. Wenn sie sehr beansprucht sind mehrmals täglich.

Strapazierte, rissige und trockene Hände
Probieren Sie eine Pflegelotion mit Apfelessig für Ihre Hände:

0,4 l Wasser
4 TL Kamillenblüten
2 TL Apfelessig
2 EL Olivenöl

Bringen Sie das Wasser zum Kochen und übergießen Sie die Kamillenblüten damit in einer Schüssel. Den Sud anschließend zugedeckt zehn Minuten ziehen lassen, dann die Kamilleblüten durch ein Sieb abseihen. Geben Sie nun den Apfelessig zum Kamilletee und rühren das Olivenöl darunter. Lassen Sie die Flüssigkeit handwarm abkühlen und baden Sie dann Ihre

Hände darin. Nach zehn Minuten können Sie die Hände herausnehmen und die Mischung abwaschen. Wenn Sie Ihren Händen diese Kur zwei Mal pro Woche zukommen lassen, werden sie bald wieder weich und geschmeidig sein.

Für die tägliche Pflege rissiger und rauer Hände können Sie sich eine Apfelessig-Mandelcreme herstellen:

1 TL Apfelessig
1 TL Mandelöl

Rühren Sie die beiden Zutaten zu einer glatten Creme und massieren Sie diese in die Hände ein. Entfernen Sie nach einer Einwirkzeit die Ölreste, die nicht in die Haut eingezogen sind.

Haushalt

Auch im Haushalt findet Essig vielfache und vielseitige Anwendung. Ob zum Entkalken, Entfernen von Flecken, zur Pflanzen-, Möbel- und Kleiderpflege, Reinigen von Spiegeln und Fenstern oder zum Putzen von Metall: sparen Sie teure Reinigungsmittel. Aber sie brauchen auch nicht den guten Apfelessig verwenden. Nehmen Sie billigen Obstessig aus dem Supermarkt. Die Tipps finden Sie bei den jeweiligen Stichwörtern.

Hautpflege

Apfelessig ist ideal für die Pflege der Haut, weil er fast den gleichen pH-Wert hat. Innerlich angewendet führt er dem Körper viele Nährstoffe zu, die für die Hautzellen unentbehrlich sind. Äußerlich wirkt er erfrischend, belebend und pflegend und fördert die Durchblutung. Regelmäßige Einreibungen nach dem Waschen oder Duschen sowie ab und zu ein Vollbad sind eine gute Grundpflege.

Behandlung mit Apfelessig

Unreine Haut
Wer unter unreiner Haut leidet, tut ihr mit einem Peeling etwas Gutes. Damit werden abgestorbene Hautzellen entfernt, die Haut wird insgesamt besser durchblutet und wirkt reiner und glatter.

Für ein Apfelessig-Peeling nehmen Sie:

1 1/2 l Wasser
2 EL Apfelessig

Erwärmen Sie einen Liter Wasser und tauchen Sie ein Baumwolltuch hinein. Wringen Sie es aus und legen es auf das Gesicht, das Sie vorher gründlich gereinigt haben. Nach zwei Minuten haben sich die Poren geweitet, sie können das Tuch abnehmen. Nun mischen Sie Apfelessig und das restliche Wasser und geben diese Mischung auf ein zweites Tuch. Dieses legen Sie nun etwa fünf Minuten auf das Gesicht, danach das Gesicht mit warmem Wasser abwaschen.

Fettige Haut
Fettige Haut erkennt man an großen Poren, da die Talgdrüsen vermehrt Fett produzieren. Die Haut glänzt dann sehr häufig, da sich das Fett wie ein Schmierfilm darauf verteilt. Reinigen Sie fettige Haut mit entfettenden Waschlotionen. Heißes Wasser regt die Talgdrüsen zu weiterer vermehrter Fettproduktion an, daher ist es besser, die Lotion mit kaltem Wasser von der Haut zu waschen.
Bei fettiger Haut empfiehlt sich ein Peeling, das die Funktion der Talgdrüsen etwas bremst.
Für dieses Peeling brauchen Sie

1 Beutel Meersand
Apfelessig

Diese Zutaten mischen Sie im Verhältnis 1:1, bis eine breiähnliche Paste entstanden ist. Tragen Sie das Peeling sorgfältig auf das Gesicht auf, sparen Sie die Partien um die Augen herum aber aus. Gut einreiben, kurz einwirken lassen (nicht länger als drei Minuten) und gut wieder abwaschen. Auch wenn die Haut im ersten Moment noch etwas spannt, werden Sie gleich feststellen, dass sie besser durchblutet ist und frisch und rosig aussieht. Ein gelegentliches Peeling verhilft der Haut zu mehr Elastizität und hält sie glatt.
Ebenfalls empfehlenswert ist eine Maske aus Apfelessig und Olivenöl, um die Haut zu klären.
Nehmen Sie

1 EL Apfelessig
1/2 TL Zucker
7 EL Olivenöl
1 Eigelb

Verrühren Sie alle Zutaten zu einer glatten Creme, die Sie dann drei Tage gut verschlossen in den Kühlschrank stellen. Diese Maske tragen Sie nach dem Waschen auf das Gesicht auf und lassen Sie fünf Minuten einwirken. Mit warmem Wasser abwaschen und mit kaltem nachspülen.

Trockene Haut

Trockene Haut erkennt man daran, dass sie oft glanzlos wirkt, schuppig ist und sich oft gespannt anfühlt. Dieser Hauttyp ist besonders gefährdet, weil er durch häufiges Waschen, Duschen oder Baden an Feuchtigkeit verliert. Daher nach jedem Waschen die Haut mit nachfettenden Cremes einreiben. Cremen Sie die Haut ein, wenn sie noch feucht ist, also nicht ganz trockenreiben.

Ein Pflegebad für müde und trockene Haut sollten Sie sich am Wochenende einmal gönnen.

Nehmen Sie

250 ml süße Sahne
1 Tasse Apfelessig

Mischen Sie Sahne und Apfelessig miteinander. Dann lassen Sie sich ein Vollbad ein, die Wassertemperatur sollte etwa 34 °C betragen. Gießen Sie die Essig-Sahne-Mischung hinein, verteilen sie im Wasser und legen sich entspannt in die Wanne. Schließen Sie die Augen und denken sie eine Viertelstunde nur an schöne Dinge. Dann waschen Sie die sahnige Creme mit warmem Wasser ab. Um den Kreislauf wieder auf Trab zu bringen, sollten Sie zum Schluss kalt duschen. Haben Sie das Schönheitsbad abends genommen, legen Sie sich danach gemütlich ins Bett.

Rissige Haut

Sehr trockene Haut neigt dazu, bei besonderer Beanspruchung zu reißen. Das heißt, es bilden sich in Hautfalten, den Mundwinkeln, an der Nase, an Fingern und Fußzehen kleine Risse. Dies passiert besonders im Winter und bei häufigem Waschen. Hier genügt die natürliche Feuchtigkeit der Haut nicht aus, um den Fettverlust, der beim Waschen oder durch Kälte entsteht, rechtzeitig auszugleichen. Die Haut zieht sich zusammen und reißt. Beugen Sie dem vor mit einem Apfelessig-Gesichtswasser, das Sie abends und morgens nach dem Waschen auf die Haut auftragen.

Mischen Sie

2 TL frische Minze, klein gehackt
2 EL Apfelessig

Stellen Sie diese Mischung für eine Woche in einem verschlossenen Gefäß in den Kühlschrank. Danach die Minze sorgfältig abseihen und den Sud mit gut 0,3 Litern Wasser verdünnen.

Fertig ist das Gesichtswasser.

Siehe auch Brustwarzen.

Heiserkeit

Wer heiser ist, hat nicht mehr viel zu sagen. Seine Stimme klingt rau, dunkel und gepresst und versagt manchmal ganz den Dienst. Die Gründe können sein: Überanstrengung, Erkältung, Infektionen, Nebenwirkung eines Medikamentes oder auch psychischer Stress („es verschlägt ihm die Sprache").

Behandlung mit Apfelessig
Gurgeln Sie mehrmals täglich mit Apfelessig, den Sie 1:1 mit Wasser gemischt haben.

Herzrhythmusstörungen

Ist der Herzrhythmus gestört, schlägt das Herz anders als normalerweise üblich. Entweder viel zu schnell – Herzjagen oder Herzrasen genannt – oder unregelmäßig, man spricht dann von Herzstolpern.
Damit ist nicht zu spaßen, Herzrhythmusstörungen können Ausdruck einer ernsthaften Erkrankung sein und müssen unbedingt vom Arzt untersucht werden. Starker Alkohol- und Nikotinmissbrauch können genauso dafür verantwortlich sein wie eine Erkrankung des Herzens.

Apfelessig kann hier auch nur unterstützend eingesetzt werden, denn er kann keinen direkten Einfluss auf die Herztätigkeit nehmen, lediglich durch seine Inhaltsstoffe stärkend auf die Gesamtkonstitution wirken, sodass die Rhythmusstörungen unter Umständen doch schwächer werden können.
Daher empfiehlt sich auch hier die tägliche Einnahme des Apfelessig-Honig-Getränks.

Behandlung mit Apfelessig:
Stärken Sie Herz und Kreislauf durch wechselwarme Fußbäder mit Apfelessig.
Gießen Sie hierzu in eine Fußwanne 35 bis 37 °C warmes Wasser, in die andere kaltes Wasser. In beide Wannen geben Sie je eine Tasse Apfelessig. Nun halten Sie die Füße zuerst für drei Minuten in das warme Wasser, danach in das kalte Wasser, das tun Sie jedoch nur etwa 20 Sekunden lang. Wiederholen Sie dieses Wechselbad vier- bis fünfmal, zum Schluss tauchen Sie die Füße noch mal in das kalte Wasser. Anschließend gut abtrocknen, warme Strümpfe anziehen und zugedeckt ausruhen.

Herzschwäche

Wenn das Herz nicht mehr optimal schlägt, also der Herzmuskel nicht mehr ausreichend Blut pumpt, spricht man von einer Herzschwäche oder Herzinsuffizienz. Das Blut staut sich im Gewebe und es bilden sich Ödeme (Wasseransammlungen im Gewebe). Grund kann zum Beispiel hoher Blutdruck sein.

Behandlung mit Apfelessig
Trinken Sie regelmäßig das Apfelessig-Getränk ohne Honig.

2 TL Apfelessig
0,2 l Wasser

Das Vitamin E im Apfelessig stärkt den Herzmuskel, das Silizium hält Arterien und Bindegewebe elastisch bzw. wirkt regulierend auf die Gefäße.
Außerdem helfen Apfelessig-Umschläge in Herznähe.

1 EL Apfelessig
1 l kaltes Wasser

Tränken Sie ein Tuch mit dem Essigwasser und legen es auf den Brustkorb. Dabei stets tief und ruhig atmen, am Besten im Liegen.

Waschen Sie den Körper täglich mit Apfelessig-Wasser (1:1) von unten nach oben zum Herzen hin.

Heuschnupfen

Heuschnupfen ist wohl neben der Hausstauballergie die verbreitetste allergische Reaktion. Auslöser für diese Allergie sind neben Tierhaaren vor allem die Blütenpollen bestimmter Pflanzen, die zu den Beschwerden führen. Tränende und juckende Augen, Niesanfälle, eine fast unablässig laufende Nase, in schweren Fällen Atemnot sind die typischen Symptome des Heuschnupfens. Heuschnupfenpatienten sollten vor allen Dingen durch einen Allergietest feststellen lassen, worauf sie allergisch sind. Vielleicht reicht es ja schon, einigen Stoffen einfach aus dem Weg zu geben, zum Beispiel bei Tierhaarallergie das Haustier abzuschaffen und den Kontakt mit diesen Tieren in Zukunft zu meiden. Blütenpollen kann man dagegen nur begrenzt ausweichen, es gibt zwar Pollenflug-Vorhersagen in den Regionalzeitungen, doch wer will schon den ganzen Frühling und Sommer nur zu Hause verbringen? Neben einer Grundimmunisierung gegen die allergenen Stoffe können Sie Ihr Immunsystem auch mit Apfelessig stärken und die Beschwerden mit Inhalationen lindern.

Behandlung mit Apfelessig
Nehmen Sie

1/2 Tasse Apfelessig
1 l Wasser

Geben Sie den Apfelessig in das Wasser, das kochen sollte, und atmen Sie die Dämpfe tief ein. Decken Sie dazu Kopf und Schüssel mit einem Tuch ab. Die desinfizierende Wirkung des Apfelessigs wirkt beruhigend auf Nase und Schleimhäute.
Darüber hinaus sollten Sie mehrmals täglich das Apfelessig-Honig-Getränk trinken, die darin enthaltenen Vitamine und Mineralstoffe unterstützen die Abwehrkräfte und können so den Ausbruch des Heuschnupfens mildern.

1 EL Apfelessig
1 EL Honig
100 ml Wasser

Alle Zutaten vermischen und schluckweise trinken.

Hexenschuss

Ein plötzlicher unangenehmer Schmerz im Rücken, vornehmlich im unteren Teil des Rückens, zeichnet eine Muskelüberlastung und daraus folgende Verspannung aus, die herkömmlich als Hexenschuss bezeichnet wird. Häufiges Bücken und Aufrichten und falsches Heben sind die häufigsten Ursachen für dieses Phänomen. Aber auch Kälte und schlechtes Sitzen können einen Hexenschuss auslösen.
Handelt es sich tatsächlich lediglich um eine Muskelverspannung, können Sie die Schmerzen durchaus mit Apfelessig zu Hause kurieren. Es können aber auch ernsthafte Verletzungen der Wirbelsäule oder der Wirbelgelenke bzw. ein Bandscheibenvorfall für die starken Rückenschmerzen verantwortlich sein. Auf jeden Fall sollten Sie das von einem Facharzt untersuchen lassen. Falsche Behandlung einer Gelenkblockade oder eines Bandscheibenvorfalles kann zu bleibenden Schäden führen.
Eine „einfache" Muskelverspannung behandeln Sie zum Beispiel mit einem warmen Apfelessig-Wickel.

Behandlung mit Apfelessig
Nehmen Sie

1 Tasse Apfelessig
1 l Wasser

Geben Sie den Apfelessig in das auf ca. 80 °C erhitzte Wasser. Dann tränken Sie ein Baumwolltuch damit, wringen es aus und legen es auf die schmerzende Stelle. Darum wickeln Sie ein zweites, trockenes Tuch und legen sich eine Weile hin. Erneuern Sie den Wickel, wenn er abgekühlt ist, und zwar so lange, bis Sie sich besser fühlen.
Außerdem können Sie Ihren Rücken täglich mit Apfelessigwasser einreiben. Das beugt Verspannungen vor. Wichtig hierbei: Essigwasser nicht abtrocknen, sondern am Körper trocknen lassen.

Hitzewallungen

Unter diesen lästigen Symptomen leiden meist Frauen in den Wechseljahren, wenn der Körper aufhört, Östrogen, das weibliche Sexualhormon, zu produzieren. Es kommt dann bei den betroffenen Frauen häufig zu Hitzewellen, die durch den Körper gehen und zu einem Schweißausbruch führen. Bevor Sie dagegen mit Hormonen vorgehen, nehmen Sie ein Bad mit Apfelessig und Salbei.

Behandlung mit Apfelessig

1 l Wasser
1 Tasse Salbeiblätter
1 Tasse Apfelessig

Bereiten Sie aus 1 Liter kochendem Wasser und den Salbeiblättern einen Aufguss zu und lassen ihn 10–15 Minuten ziehen. Inzwischen lassen Sie ca. 30 °C warmes Wasser in die Badewanne ein, in das Sie dann den Aufguss und den Apfelessig geben. Legen Sie sich in die Wanne und genießen Sie dieses Entspannungsbad nicht länger als 15 Minuten. Dann trocknen Sie sich gut ab und ruhen sich noch ca. 30 Minuten aus. Wiederholen Sie diese Anwendung alle 2 bis 3 Tage, am besten abends vor dem Schlafengehen. Sicher werden die Hitzewallungen schwächer werden.

Holzbehandlung
siehe Möbelpflege

Hornhaut

Hornhautschwielen an den Füßen sind unschön, besonders im Sommer lästig und sollten entfernt werden. Das geht ganz einfach mit einer Apfelessig-Behandlung.

Behandlung mit Apfelessig
Nehmen Sie

3 EL Apfelessig
1 EL Salz
1 EL Zitronensaft

Vermischen Sie Apfelessig, Salz und Zitronensaft miteinander und geben Sie diese Mischung auf die Hornhaut. Mit etwas Watte bedecken und mit einem Pflaster befestigen. Dann lassen Sie die Mischung ca. 20 Minuten einziehen und waschen die Füße anschließend mit klarem Wasser ab. Wenn Sie diese Behandlung einige Zeit täglich, vielleicht sogar mehrmals am Tag, anwenden, löst sich die Hornhaut langsam auf und Sie können sie vorsichtig abrubbeln. Achten Sie jedoch darauf, dass die Mischung nicht auf die übrige, hornhautfreie Haut kommt, da diese ebenfalls angegriffen wird und sich schmerzhaft zersetzt.

Hühneraugen

Schmerzende Schwielen an den Zehen bedeuten Hühneraugen. Meist drücken enge Schuhe dann auf Hornhautschwielen. Besonders im Sommer, wenn es heiß ist und die Füße anschwellen oder nach langem Stehen machen sich die Hühneraugen unangenehm bemerkbar. Sie können Ihnen im Prinzip genauso zu Leibe rücken wie den Hornhautschwielen (siehe links). Sie sollten aber nicht selbst an den Hühneraugen herumdoktern oder gar versuchen sie zu öffnen. Es könnte zu Entzündungen kommen. Mit Apfelessig wird die Hornhaut erweicht, sodass man sie abziehen kann.

Husten

Zu Husten kommt es, wenn ein Fremdkörper in die Luftröhre gelangt ist oder infolge einer Erkältung. Man spricht von trockenem Husten, wenn der Hals trocken ist und der Betroffene Schluckbeschwerden hat. Es ist kein Auswurf vorhanden. Man kann den Husten hier medikamentös unterdrücken, um den Hals zu schonen.

Kommt es beim Husten jedoch zu Schleimauswurf, sollte man ihn unter keinen Umständen unterdrücken sondern diesen Vorgang nach Kräften unterstützen, denn mit dem Schleim werden Krankheitskeime und Giftstoffe aus dem Körper entfernt. In beiden Fällen hilft dann natürlich auch eine Apfelessiganwendung.

Behandlung mit Apfelessig
Mischen Sie

1/2 Tasse Honig
6 EL Apfelessig

Von dieser Mischung nehmen Sie bei einem Hustenanfall einen Teelöffel, über den Tag verteilt alle zwei Stunden und vor dem Schlafengehen. Der Trunk wirkt beruhigend und löst Schleim und Hustenkrämpfe.

I

Insektenstiche

Es ist ganz schnell passiert – eine kleine Unachtsamkeit, und die Wespe oder Biene hat zugestochen. Oder man fällt einer hungrigen Mücke zum Blutopfer. Diese Insektenstiche sind an sich nicht gefährlich. Doch es gibt Menschen, die auf bestimmte Insektengifte allergisch reagieren. Sie sollten nach einem Stich von Wespe oder Biene gleich zum Arzt gehen und ihn behandeln lassen.
Bei „normal" reagierenden Menschen kommt es nach einem Insektenstich zu Schwellung und Rötung der Haut und zu Juckreiz.

Behandlung mit Apfelessig
Betupfen Sie die Einstichstelle direkt nach dem Stich mit unverdünntem Apfelessig, bis Schwellung und Juckreiz nachlassen.
Um sich vor weiteren Insektenstichen zu schützen, können Sie den Körper mit Apfelessig einreiben. Die Insekten mögen den Geruch ganz und gar nicht.

Ischiasbeschwerden

Durch Unterkühlung, falsche Haltung oder eine Infektion im Körper kann es zur Reizung oder Entzündung des Ischiasnervs kommen, die sich durch Schmerzen bei bestimmten Bewegungen bemerkbar macht. Auch Zuckerkrankheit kann zu einer Entzündung dieses Nervs führen. Und es kann sein, dass eine Bandscheibe auf den Nerv drückt, die vorgerutscht ist.
Um hierüber Klarheit zu erhalten, sollten Sie einen Arzt aufsuchen.

Behandlung mit Apfelessig
Trinken Sie dreimal täglich das Apfelessig-Honig-Getränk:

2 TL Apfelessig
2 TL Honig
0, 2 l Wasser

Der Essig bewirkt eine bessere Durchblutung und wirkt bei Entzündungen antibakteriell. Zur besseren äußeren Durchblutung reiben Sie die schmerzende Stelle großflächig mit unverdünntem Apfelessig ein und legen Apfelessig-Kompressen darauf.
Sehr wirkungsvoll ist auch eine Fußreflexzonenmassage mit Apfelessig.

J

Johanniskrautessig

Johanniskraut hat sich bei vielen Wehwehchen bewährt und ist gerade in jüngerer Zeit wieder neu in den Blickpunkt der Wissenschaft gerückt durch seine entzündungshemmende Wirkung, der man zuweilen sogar in der AIDS-Forschung Aufmerksamkeit schenkte. Dass Johanniskraut beruhigend auf die Nerven wirkt, leichte Depressionen erfolgreich vertreibt und bei Stress gute Wirkung zeigt, ist unbestritten.
Mischt man Johanniskraut und Apfelessig, werden die wertvollen Inhaltsstoffe des Essigs mit den Heilkräften des Johanniskrauts verbunden.

Herstellung von Johanniskrautessig
Nehmen Sie

1 1/2 Tassen getrocknetes Johanniskraut (aus der Apotheke)
1/2 l Apfelessig

Geben Sie das Johanniskraut in ein dunkles, verschließbares Gefäß und gießen Sie den Apfelessig darüber. Das Glas verschließen und den Essig etwa fünf Wochen ziehen lassen. Danach das Johanniskraut abseihen und den Essig in verschließbare Flaschen füllen.

Juckreiz

Wenn es am Körper juckt, kann das verschiedene Ursachen haben. Ein Insektenstich, eine allergische Hautreaktion oder Stoffwechselprodukte bzw. Giftstoffe, die unter der Haut sitzen und dort Nervenenden reizen. Die juckende Stelle ist gerötet, oft bilden sich Pusteln, die Haut schuppt sich o. Ä.

Behandlung mit Apfelessig
Eine erste Linderung des Juckreizes erreichen Sie, wenn Sie die betreffende Stelle mit Apfelessigwasser betupfen.

Bei größeren Hautflächen helfen Wickel:
Mischen Sie

1/2 l Apfelessig
1/2 l Wasser

Tränken Sie ein Baumwolltuch mit der Mischung. Wringen Sie es aus und legen es auf die juckenden

Stellen, darum befestigen Sie ein trockenes Tuch. Wickel können sie mehrmals täglich anwenden.

Hilfreich bei Juckreiz sind auch Heilerde-Umschläge:
Nehmen Sie:

3 EL Heilerde
1 EL Apfelessig
ca. 1/4 l Wasser

Bereiten Sie einen Brei aus den drei Zutaten und geben ihn auf ein Leinentuch. Dieses legen Sie mit der Breiseite auf die juckenden Stellen und befestigen es mit einem trockenen Tuch. Wenn der Umschlag zu trocknen beginnt, können Sie ihn wechseln. Es ist wichtig, auf keinen Fall dem Bedürfnis nach Kratzen nachzugeben, wenn die betroffenen Stellen jucken.

K

Kalium

Kalium ist besonders wichtig für uns, denn sämtliche Körperzellen benötigen ihn zur Entwässerung. Diese ist notwendig, damit der Zellstoffwechsel reibungslos läuft. In der Zellflüssigkeit sind die Nährstoffe und Sauerstoff für die Zellen gelöst. Außerdem die Abbauprodukte, die bei der Verwertung dieser Nährstoffe entstehen. Die Zellen umgibt eine Flüssigkeit, die diese Stoffe aus der Blutbahn den Zellen zuführt bzw. von ihnen über das Blut wieder wegtransportiert, damit sie ausgeschieden werden können.

Die Flüssigkeit in den Zellen muss ständig erneuert werden. Dazu müssen sich die Zellen erst der alten Flüssigkeit mit Abfallstoffen und Kohlendioxid entledigen, sonst platzen sie. Damit all das klappt, braucht der Organismus Kalium, und zwar zwei bis drei Gramm pro Tag. Besonders Muskel- und Nervenzellen brauchen Kalium, um genügend auf Reize reagieren zu können.

Einige Wissenschaftler weisen besonders auf die Bedeutung von Kalium für den Organismus hin. Sie führen Symptome wie zum Beispiel Wachstumsstörungen, geistige Behinderung bei Neugeborenen und frühzeitige Senilität auf eine Unterversorgung mit Kalium zurück. Auch der Alterungsprozess, verbunden mit speziellen Alterskrankheiten, würde mit kaliumreicher Ernährung weitgehend verzögert bzw. verlangsamt.

Als typische Merkmale für Kaliummangel gelten:

- Schmerzen in Knochen und Muskeln, vorwiegend im Bereich des unteren Rückens.
- Schmerzen und Schwindelgefühl beim Aufrichten nach dem Bücken
- dumpfe Kopfschmerzen beim Aufwachen morgens
- schnelle Ermüdung des Körpers bei Anstrengungen
- stumpfes, strohiges und glanzloses Haar, das leicht verfilzt und schwer kämmbar ist. Juckende und schuppige Kopfhaut
- schnelles Ermüden der Augen, sie können Gegenstände nicht mehr genau festmachen. Die Augen jucken, sind wund, manchmal wässrig und blutunterlaufen, die Augenlider sind rau

- das Gedächtnis lässt nach, manchmal versagt es ganz den Dienst, Entscheidungsunlustigkeit herrscht vor, der Betroffene ist nervös und ungeduldig.

Um den täglichen Kaliumbedarf zu decken, sollten Sie viel Früchte, Hülsenfrüchte, Vollkornprodukte und Kartoffeln essen. Und natürlich mehrmals täglich ein Gläschen Apfelessig-Honig-Getränk zu sich nehmen. Denn an dem Nährstoff Kalium ist Apfelessig besonders reich.

Kalkflecke

Kalkflecke sind unschön anzusehen, entstehen aber leider sehr schnell, weil es meist in Großstädten hartes und kalkhaltiges Wasser gibt. Entfernen Sie Kalkflecke nicht mit teuren und ungesunden Mitteln, sondern nehmen Sie am besten Apfelessig.

Metallteile, Armaturen, Kacheln und Keramikteile in Bad, Toilette und Küche
Bereiten Sie eine Mischung aus

1/2 l Apfelessig
1 l Wasser

Damit können Sie Kalkflecke ganz leicht wegwischen.
Hartnäckige Ablagerungen weichen Sie erst mit einem Tuch, das Sie in Essigwasser (Mischungsverhältnis 1:1) getränkt haben, einige Zeit ein. Dann lassen sich auch diese Kalkflecke mühelos entfernen.

Blumentöpfe
Kalkrändern an Blumentöpfen aus Ton können Sie ebenfalls mit Essigwasser zu Leibe rücken.

Kater

Mit diesem Phänomen ist nicht Ihr schnurrendes Haustier gemeint, sondern die Beschwerden, die sich nach einer durchzechten Nacht einstellen, vorwiegend in Form von Kopfschmerzen und Übelkeit.
Rücken Sie den Kopfschmerzen mit einem Apfelessig-Meerrettich-Wickel zu Leibe.

Behandlung mit Apfelessig
Nehmen Sie

2 EL Apfelessig
1 TL geraspelter Meerrettich

Vermischen Sie Apfelessig und Meerrettich, geben Sie das Gemisch auf einen Baumwolllappen und legen ihn auf die schmerzende Stirn. Darum binden Sie eine Mullbinde und lassen das Ganze etwa 20 Minuten einwirken, während Sie sich hinlegen. Danach waschen Sie die Stirn mit klarem Wasser ab.

Klebstoffreste

Sie tauchen überall auf, wo ein Preisetikett, Aufkleber oder sonstiges mit Klebstoff befestigt wurde. Wenn man versucht sie zu entfernen, bleiben in der Regel Klebstoffreste auf den betreffenden Gegenständen, zum Beispiel Gläser, Geschirr, Blumentöpfe oder Kleidungsstücke, zurück und halten auch hartnäckig jedem Versuch, sie zu entfernen, stand. Erst nach aufwändigem Abrubbeln oder Abreiben mit teurem Waschbenzin lassen sie sich ablösen.
Billiger und einfacher ist die Lösung mit Apfelessig. Stellen Sie ein Apfelessig-Wasser-Gemisch (Verhältnis 1:1) her und betupfen Sie die Klebereste damit. Nach etwa 15 Minuten Einwirkzeit können Sie Etiketten, Preisaufkleber und Klebstoffreste mühelos entfernen. Vorsicht jedoch bei nicht farbechten Textilien und Seide, hier kann es zu Ausfärbungen kommen, daher besser auf Apfelessig verzichten. Siehe auch Fleckentfernung.

Kleiderpflege

Pflegen Sie Ihre Kleidung, indem Sie einen Schuss Essig ins letzte Spülwasser geben. Das wäscht Waschmittelrückstände heraus und macht die Textilien weich. Sie sparen also das Weichspülmittel. Außerdem frischt der Essig die Farben wieder auf. Dies gilt besonders für Kleidungsstücke aus Wolle, Seide und Kunstseide. Auch Wolldecken werden weich und flauschig, wenn sie mit Apfelessig gespült werden.
Speckige Stellen an dunklen Kleidungsstücken verschwinden, wenn man die Stellen mit warmem Essigwasser (Mischung 1:1) gründlich abbürstet und anschließend mit warmem Wasser mehrmals nachspült.
Hat sich in den Blusen- oder Hemdkragen der Gilb eingeschlichen, hilft Apfelessig, dem Sie so viel Natron untermischen, dass eine cremige Paste entsteht. Diese lassen Sie einige Zeit auf dem Kragen einwirken, dann waschen.

Kochen

Auch beim Kochen kann Apfelessig gute Dienste leisten.

Gemüse
Geben Sie einige Spritzer Essig in das Kochwasser von Gemüse, dadurch bleibt die Farbe frisch und das Gemüse sieht appetitlicher aus.

Kohlgerichte, Gemüsesuppen und Suppen aus Hülsenfrüchten
Sie sind leichter zu verdauen, wenn Sie sie mit einigen Tropfen Apfelessig abschmecken.

Eier
Essig im Kochwasser von Eiern verhindert, dass diese platzen.

Kopfschmerzen

Kopfschmerzen sind lästige Schmerzen, die vielfältige Ursachen haben können. Oftmals Begleiterscheinung einer Erkältung oder nach Alkoholgenuss, bei schlechter Luft oder Schlafmangel, auch witterungsbedingt treten sie auf, häufig sind sie psychisch bedingt.

Behandlung mit Apfelessig
Reiben Sie Schläfen und Stirn mit Apfelessig mit leicht kreisenden Bewegungen ein. Bei stärkeren Kopfschmerzen versuchen Sie ein Gesichtsdampfbad.
Nehmen Sie

1 l Wasser
2 Tassen Apfelessig

Erhitzen Sie das Wasser, füllen es in eine große Schüssel und geben den Apfelessig dazu. Nun halten Sie Ihren Kopf über den Wasserdampf und breiten das Handtuch über Kopf und Oberkörper, damit keine Dämpfe entweichen können. Inhalieren Sie den Dampf durch die Nase, die Augen sind dabei geschlossen. Nach ca. 10 Minuten beenden Sie die Prozedur, waschen das Gesicht mit kaltem Wasser ab und ruhen sich aus. Die Inhalation kann später wiederholt werden.

Trinken Sie außerdem zweimal täglich das Apfelessig-Honig-Getränk, um auch einen eventuellen Nährstoffmangel, der manchmal Ursache von Kopfschmerzen sein kann, zu beheben.

Krampfadern

Viele, besonders Frauen, haben sie schon verflucht, die blauen, dick angeschwollenen, geschlängelten Adern, die deutlich sichtbar an den Beinen hervortreten und in vielen Fällen sehr schmerzhaft sind. Ursache ist oftmals eine erblich bedingte Bindegewebsschwäche, die durch mangelnde Bewegung oder eine stehende Tätigkeit noch verstärkt wird. Auch die Einnahme der Antibabypille kann zu Krampfadern oder Varizen, wie sie medizinisch heißen, führen. Irgendwann funktionieren die Venenklappen nicht mehr richtig und das Blut staut sich in den Venen, statt zum Herzen zurückzufließen. Die Venenmuskulatur und die Gefäßwände werden dadurch überbeansprucht und geben nach. Die Beine schmerzen und es kann zu Blutungen kommen. Neben viel Spazierengehen und venenstärkenden Übungen können Sie die Krampfadern im Anfangsstadium auch mit Apfelessig behandeln und möglicherweise eine Rückbildung herbeiführen.

Behandlung mit Apfelessig

Beginnen Sie mit Einreibungen und Massagen morgens und abends und wenn Sie Zeit haben, auch zwischendurch:
Nehmen Sie

1/2 Tasse Apfelessig
1/2 Tasse kaltes Wasser

Geben Sie diese Mischung auf einen Waschlappen oder Massagehandschuh und reiben Sie die Beine ab. Beginnen Sie bei den Füßen und gehen von dort nach oben in Richtung Herzen. Diese Richtung nie umkehren.

Zusätzlich helfen Wickel morgens und abends oder, wenn das nicht geht, nur abends am besten vor dem Schlafengehen.
Nehmen Sie

1/2 l Apfelessig
1/2 l Wasser

Tränken Sie ein Baumwoll- oder Leinentuch in unverdünntem Apfelessig oder in der oben angegebenen Mischung aus Wasser und Apfelessig und wickeln Sie es dann um Ihre Beine. Darum wickeln Sie ein trockenes (Woll-)Tuch, das Sie mit einer Sicherheitsnadel befestigen können. Dann sollten Sie die Beine hochlegen; so kann das Blut leichter fließen.

Küche und Küchengeräte

Zum Putzen der Küche ist Apfelessig der geeignete Reiniger, angefangen von den Fenstern bis hin zu den Arbeitsflächen.
Wischen Sie Arbeitsflächen, Schränke innen und außen und Regale in der Küche mit reinem Essig ab. Er reinigt und desinfiziert, Gerüche verschwinden. Die lästigen Küchenmotten werden vom Essiggeruch abgehalten.
Brotkästen werden ebenfalls mit Essig ausgewischt, um Schimmelbildung vorzubeugen.
Holz- und Plastikbretter mit Essig abschrubben, das vernichtet eventuelle Bakterien und Keime, die sich dort schnell einfinden.

Küchengerüche

Die Küche ist der Ort, wo sich gerne mal Kochgerüche aufstauen und tagelang in der Luft hängen. Ein ganz intensiver Geruch ist zum Beispiel der von Fisch, weshalb einige Hausfrauen Fisch auch nur sehr selten zubereiten. Doch lässt sich dieser Geruch mit Apfelessig weitgehend eindämmen. Reiben Sie Bratfisch vor dem Panieren mit Apfelessig ein – und es entsteht kein Fischgeruch. Genauso funktioniert es, wenn Sie dem Wasser für Kochfisch einen Schuss Apfelessig beigeben.
Auch Zwiebelgeruch an den Händen entfernen Sie, indem Sie nach dem Zwiebelschälen etwas Apfelessig in den Händen verreiben.
Sollte es doch einmal nach dem Kochen unangenehm riechen in der Küche, stellen Sie eine Schale mit unverdünntem Apfelessig auf und der Geruch verschwindet.

Kühlschrankpflege

Wenn Sie Ihren Kühlschrnak reinigen, genügt dazu Apfelessigwasser (Mischungsverhältnis 1:1). Der Essig vertreibt unangenehme Gerüche, desinfiziert und reinigt den Kühlschrank.

Kupfer

Kupfer ist wie Eisen ein Spurenelement, ist also nur in Spuren notwendig, aber für die Eisenaufnahme im Körper unabdingbar. Es ist auch am Blutkreislauf beteiligt. Kupfer ist – wie andere Spurenelemente – im Apfelessig enthalten.

L

Lebensmittelvergiftung

Wenn Sie verdorbene Lebensmittel gegessen haben, werden Sie das sehr schnell bemerken. Ihnen wird schlecht, Sie fühlen sich unwohl, haben Kopfschmerzen und müssen sich übergeben. Ist dies nicht der Fall, sollten Sie dennoch den Finger in den Hals stecken und ein Erbrechen herbeiführen, um die Giftstoffe so schnell wie möglich aus dem Körper zu entfernen. Trinken Sie zusätzlich ein Glas Salzwasser oder Apfelessig, das beschleunigt das Erbrechen.

Handelt es sich „nur" um eine leichte Magenverstimmung und Sie können auf das Erbrechen verzichten, trinken Sie dennoch Apfelessig mit etwas Honig.

Behandlung mit Apfelessig
Nehmen Sie

3–4 EL Apfelessig
2 TL Honig
0,2 l Wasser

Vermischen Sie die Zutaten und trinken Sie die Mischung alle zwei Stunden in kleinen Schlucken.

M

Magnesium

Magnesium ist ein vielseitiges Mineral, das im menschlichen Organismus die unterschiedlichsten Aufgaben zu erfüllen hat und sozusagen das Hochleistungselement des Stoffwechsels ist.
Es reguliert die Tätigkeit nahezu aller Enzyme, jener Stoffe, die chemische Reaktionen im Körper beschleunigen. Für den Aufbau der Knochen ist es ebenso wichtig wie für die Muskeltätigkeit und das Zusammenspiel von Nerven und Muskeln. Und zu guter Letzt unterstützt es das Immunsystem bei der täglichen Arbeit. Von diesem vielseitigen Mineralstoff braucht ein Mensch pro Tag etwa 350 mg. Es ist besonders reichhaltig in Vollkornprodukten, Gemüse, Sojabohnen, Kartoffeln, Hülsenfrüchten, Beerenobst, Milch und Milchprodukten, Naturreis und Weizenkleie enthalten. Und natürlich im Apfelessig. Außerdem in einigen Mineralwässern. Zu wenig Magnesium im Körper kann zu Übelkeit, starken Muskelkrämpfen und allgemeiner Nervosität führen.

Menstruationsbeschwerden

Einmal im Monat stellt sich bei jeder Frau die Regelblutung mit mehr oder weniger starken Symptomen ein. Einige Frauen leiden schon in den Tagen vor den Tagen unter dem so genannten PMS (Prämenstruelles Syndrom), das mit Spannungen in den Brüsten, depressiven Stimmungen und Kopfschmerzen einhergeht. Andere leiden während der Tage unter starken Unterleibskrämpfen und oft auch hohem Blutverlust. Ursache für die genannten Symptome sind meist die hormonelle Umstellung und auch seelische Konflikte. Gerade Unterleibskrämpfe können, wenn sie nicht auf organischen Ursachen beruhen, mit dem Selbstverständnis der Frau, ihrem Verhältnis in Bezug auf ihre Weiblichkeit zusammenhängen.
Aber auch Mineralstoffmangel begünstigt Unterleibskrämpfe. Aus diesem Grunde kann Apfelessig dabei behilflich sein, die Beschwerden zu mindern.

Behandlung mit Apfelessig
Trinken Sie regelmäßig morgens das Apfelessig-Honig-Getränk:

2 TL Apfelessig
2 TL Honig
0,2 l Wasser

Die Mineralstoffe im Apfelessig gleichen den körpereigenen Mineralhaushalt aus, Eisen unterstützt die Blutbildung.
Apfelessig wirkt außerdem blutungshemmend.

Zur Linderung akuter Schmerzen nehmen Sie ein Apfelessig-Sitzbad:

1/2 Tasse Apfelessig pro Bad

Zusätzlich können Sie einen Aufguss folgender Kräuter dazugeben: Frauenmantel, Hirtentäschel und Taubnesseln.
Legen Sie sich nach dem Bad gut zugedeckt ins Bett.

Entkrampfend wirken auch warme Apfelessig-Wickel:

1 l Wasser
1 l Apfelessig

Erwärmen Sie das Wasser und geben dann den Apfelessig hinein. Tauchen Sie ein Leinentuch in das Wasser, wringen es aus und wickeln sich dieses dann um den Unterleib. Darüber kommt ein trockenes Tuch. Wenn der Wickel abkühlt, können Sie ihn wechseln.

Tipp: Apfelessig kann den Beginn der Menstruation verschieben, deshalb sollten Sie vier Tage vor Beginn aufhören, Apfelessig zu trinken. Während der Tage können Sie wieder damit beginnen.

Migräne siehe Kopfschmerzen

Milchschorf siehe Ausschlag, Juckreiz, Neurodermitis

Möbelpflege

Auch Möbel wollen gepflegt sein, denn Holz lebt und „leidet“ auch in trockener Heizungsluft. Gönnen Sie Ihren Holzmöbeln Apfelessig.

Politur
Ein altes englisches Hausrezept zur Pflege der guten massiv hölzernen Stilmöbel und Antiquitäten lautet: Mischen Sie

zwei Teile Leinöl
ein Teil Whisky
ein Teil Apfelessig

Stellen Sie aus den Zutaten eine Mischung her und polieren Sie die

Möbel damit. Hochglanz tritt unverzüglich ein.

Kratzer im Holz
Kleine Kratzer im Holz kaschieren Sie mit einer Essig-Jod-Mischung (sollte aber farbgerecht auf die Holzfarbe abgestimmt sein).

Wachsflecke
Hat es einmal Wachsflecke auf dem Massivholztisch gegeben, ist dies im Grunde kein Problem. Zuerst sollten Sie das Wachs erwärmen, zum Beispiel mit dem Föhn, dann das weiche Wachs mit einem Küchentuch oder Löschpapier gründlich entfernen. Die Stelle reiben Sie danach mit Essig ab, so hinterlässt das Wachs keine unschönen Spuren auf dem Holz.

Mundgeruch

Mundgeruch ist viel verbreitet und kann vielfältige Ursachen haben. Ob kranke Zähne oder Zahnfleisch, chronische Entzündungen im Körper, Magen-Darm-Probleme oder schlechte Zahnpflege, Mundgeruch ist unangenehm, gerade weil er von den Betroffenen selbst nicht wahrgenommen wird. Außenstehende scheuen sich, es demjenigen zu sagen. Eine falsche Scheu, wie ich meine. Weisen Sie doch ruhig auf den Mundgeruch hin und geben Sie dem Betroffenen gleich einen Tipp, wie er mit Apfelessig dagegen angehen kann. Niemand wird Ihnen deshalb böse sein – eher dankbar.

Behandlung mit Apfelessig
Grundsätzlich lohnt es sich bei Mundgeruch, täglich Apfelessig in Form des Apfelessig-Honig-Getränks zu sich zu nehmen.
Mischen Sie

2 TL Apfelessig
2 TL Honig
0,2 l Wasser

Diesen Drink trinken Sie in kleinen Schlucken vor dem Frühstück oder vor jeder Mahlzeit. Der Apfelessig reguliert die Verdauung, der Honig wirkt antibakteriell.

Zusätzlich können Sie tägliche Mundspülungen mit Apfelessigwasser (1:2) vornehmen.

Mundschleimhautentzündung

Eine Entzündung der Mundschleimhaut macht sich bemerkbar durch runde Bläschen oder Flecken mit weißlich gelbem Belag und rot entzündeten Flächen. Mediziner nennen diese Erscheinung auch Aphthen. Ursache für solche Entzündungen können eine Magen-Darm-Verstimmung oder ein geschwächtes Immunsystem sein. Bei einigen Frauen tritt dieses Phänomen auch während der Menstruation auf. Apfelessigspülungen sind hier äußerst erfolgreich.

Behandlung mit Apfelessig
Zur Stärkung des Immunsystems trinken Sie dreimal täglich das Apfelessig-Honig-Getränk:

2 TL Apfelessig
2 TL Honig
0,2 l Wasser

Außerdem können Sie ebenfalls dreimal täglich den Mund ausspülen mit folgender Mischung:

4 EL Apfelessig
3 EL Honig
1 EL Apfelsaft
1 EL Rotwein

Die Mixtur wirkt antibakteriell und entzündungshemmend und baut die kranke Mundschleimhaut wieder auf.

Muskelkater

Muskelkater entsteht, wenn untrainierte Muskeln beansprucht werden, sei es bei Gymnastik, Sport oder sonstigen Tätigkeiten, die ungewohnt sind. Bei der Anstrengung der Muskeln wird Milchsäure in hohem Maße gebildet und in den Muskeln abgelagert. Diese Ablagerung führt zu Schmerzen, dem so genannten Muskelkater. Ist die Milchsäure wieder abgebaut, hört auch der Muskelkater auf.

Behandlung mit Apfelessig
Um die Entstehung von Muskelkater im Vorhinein zu vermeiden, sollten Sie die Muskelpartien direkt nach der Anstrengung mit reinem Apfelessig einreiben. Den Essig auf der Haut trocknen lassen.
Zusätzlich helfen warme Vollbäder (Wassertemperatur etwa 32 °C), denen Sie 1–2 Tassen Apfelessig und einige Heublumen zugeben. Baden Sie in dieser Mischung etwa 15 Minuten. Das vertreibt Muskelkater und entspannt die Muskeln.

Muskelkrämpfe

Muskelkrämpfe können äußerst unangenehm sein, wenn sie in Beinen, Füßen oder Zehen auftreten. Oft geschieht dies nachts oder während einer besonderen Anstrengung. Panik kann entstehen, wenn sich während des Schwimmens ein Muskelkrampf in den Beinen einstellt. Ursache dieser Krämpfe sind Säurekristalle, die sich in den Blutgefäßen der jeweiligen Körperteile ablagern und dann zu Krämpfen führen. Diese Säurekristalle sind übrigens unter anderem auf einen Mangel an Kalium zurückzuführen (siehe dort), ein Mineralstoff, der im Apfelessig enthalten ist.

Behandlung mit Apfelessig
Trinken Sie regelmäßig einmal täglich, bei Anstrengungen dreimal täglich das Apfelessig-Honig-Getränk. Damit wird einem Mineralstoffmangel vorgebeugt, die Säurekristalle im Blut werden aufgelöst.

Apfelessig-Honig-Getränk
3 TL Apfelessig
2 TL Honig
0,2 l Wasser

Bei akuten Krämpfen reiben Sie die Stellen mit reinem Apfelessig ein. Waschen Sie die Muskelpartien täglich mit Apfelessig-Wasser.

Muskelstörung, kurzfristige

Kurzfristige Muskelstörungen werden auch „nervöses Zucken“ genannt. Dabei kann es sich um eingeschlafene Gliedmaßen oder zuckende Muskeln an Augenlidern, Lippen oder am Hals handeln, die kurzfristig an einer Unterversorgung mit Magnesium, Kalium oder Natrium leiden. Da diese Stoffe allesamt im Apfelessig enthalten sind, sollte es kein Problem sein, die Muskelstörungen damit zu behandeln.

Behandlung mit Apfelessig
Trinken Sie täglich oder bei Bedarf, also wenn die Muskeln nervös werden, ein Glas Apfelessig-Honig-Getränk:

2 TL Apfelessig
2 TL Honig
0,2 l Wasser

Muskelverspannung

Nach langem Sitzen in nahezu unbeweglicher Haltung, etwa vor der Schreibmaschine, dem Computer oder auch vor dem Fernseher sind die Muskeln oft verspannt und schmerzen. Auch wer den ganzen Tag monotone Bewegungen ausführt oder auf einer schlechten Matratze liegt, wird dies seinen Muskeln anmerken. Für eine bessere Durchblutung sorgt Apfelessig, ansonsten sollten Sie Ihre Muskeln durch mehr Bewegung, Gymnastik, Massage und eine neue Matratze entlasten.

Behandlung durch Apfelessig
Reiben Sie die verspannten Muskelpartien morgens und abends mit unverdünntem Apfelessig ein. Kommen Sie selbst nicht an die Stellen, bitten Sie Partner oder Freunde um Mithilfe. Lassen Sie den Essig auf der Haut trocknen – der Geruch verfliegt schnell, aber die entspannende Wirkung bleibt. Ein leichtes Kribbeln nach einiger Zeit zeigt an, dass die Haut besser durchblutet wird, was zusätzlich zur Auflösung der Verspannung beiträgt.

Muskelzerrung

Eine Muskelzerrung macht sich bemerkbar durch ein Ziehen im Muskel, das sich allmählich zu einem krampfartigen Schmerz steigert. Oftmals holt man sich Muskelzerrungen bei sportlicher Betätigung, besonders wenn die Muskeln nicht aufgewärmt wurden, sondern sie gleich belastet. Zusätzlich kann ein Mineralstoffmangel Muskelzerrungen begünstigen.

Behandlung mit Apfelessig
Ist es zu einer Muskelzerrung gekommen, legen Sie einen kalten Wickel auf die schmerzende Stelle.

1 l Apfelessig
1 l kaltes Wasser

Mischen Sie beides und tauchen Sie ein Leinentuch in das Essigwasser. Dieses wringen Sie aus und wickeln es um die Muskelpartie. Lassen Sie den Wickel etwa zehn Minuten wirken, dann erneuern Sie ihn. Wiederholen Sie das Ganze, bis der Schmerz nachlässt.

N

Nagelpflege

Durch falsche Ernährung und Mineralstoffmangel, aber auch durch die Arbeit mit Putzmitteln und Chemikalien kann es häufig dazu kommen, dass die Nägel weich und brüchig werden. Sie haben ihre Elastizität verloren und wirken stumpf. Machen Sie innerlich und äußerlich eine Apfelessig-Kur und die Nägel bleiben fest.

Behandlung mit Apfelessig
Trinken Sie dreimal täglich das Apfelessig-Honig-Getränk aus

2 TL Apfelessig
2 TL Honig
0,2 l Wasser

Äußerlich bereiten Sie für die Nägel ein Olivenöl-Apfelessig-Bad:

2 TL Olivenöl
1 TL Apfelessig

Öl und Essig mischen und die Nägel damit betupfen. Etwas einwirken lassen, dann abspülen. Diese Behandlung zwei- bis dreimal pro Woche wiederholen.

Nasenbluten

Nasenbluten entsteht, wenn in der Nase kleine Blutgefäße platzen. Dies kann beim Nasebohren geschehen, was ja bekanntlich Groß und Klein doch heimlich ganz gerne mal machen. Aber auch Schläge auf oder Stöße an die Nase verursachen Nasenbluten. Darüber hinaus blutet die Nase auch bei Menschen, die zu hohen Blutdruck haben oder extrem unter Stress leiden.
Nasenbluten ist in aller Regel nicht schlimm, sollte es aber sehr häufig vorkommen oder hört es auch nach 10 bis 20 Minuten Behandlung mit Apfelessig nicht auf, ist doch ein Arztbesuch ratsam.

Übrigens: Bei Nasenbluten nicht den Kopf nach hinten halten, sondern aufrecht oder nach vorne gebeugt, damit das Blut abfließen kann.

Behandlung mit Apfelessig
Apfelessig tut auch hier gute Dienste, denn er desinfiziert und fördert die Blutgerinnung. Nehmen Sie

100 ml kaltes Wasser
100 ml Apfelessig

Mischen Sie Wasser und Apfelessig in einem Gefäß. Tauchen Sie dann ein Wattepad hinein und stecken es in das blutende Nasenloch. Wiederholen Sie diese Prozedur einige Male, bis das Nasenbluten aufhört. Danach spülen Sie die Nase mit der Apfelessig-Wasser-Mischung durch, indem Sie die Nase in das Gefäß tauchen und die Flüssigkeit einziehen.

Unterstützend können Sie bei Nasenbluten auch eine Apfelessig-Kompresse in den Nacken oder auf die Stirn legen. Mischen Sie dazu ebenfalls Apfelessig und Wasser im Verhältnis 1:1.
Bei häufigem Nasenbluten können Sie durch täglich drei Gläser Apfelessig-Honig-Getränk die Blutgerinnung beschleunigen.

Nervosität

Überempfindliches, unruhiges Verhalten gekoppelt mit leichter Reizbarkeit, Herzklopfen, Schlaflosigkeit, Schwindelgefühlen, Magenbeschwerden, Zittern oder Potenzstörungen sind Zeichen für allgemeine Nervosität, wenn alle organischen Störungen medizinisch ausgeklammert wurden.

Behandlung mit Apfelessig
Trinken Sie zweimal täglich vor oder nach den Mahlzeiten eine Mischung aus Johanniskrautessig (Herstellung siehe unter Johanniskrautessig) und Wasser:

1 EL Johanniskrautessig
0,2 l Wasser

Außerdem helfen Vollbäder (Wassertemperatur etwa 32 °C), denen Sie ein bis zwei Tassen Apfelessig und eines der folgenden Kräuter zugeben: Baldrian, Fichtennadel, Kalmus, Lavendel, Melisse, Rosmarin. Verwenden Sie Badeöle oder die ätherischen Öle aus diesen Kräutern (gibt es in der Apotheke), da diese zusätzlich die Haut pflegen. Baden Sie, bevor Sie ins Bett gehen, dann können Sie besser schlafen.

Nesselsucht siehe Ausschlag, Juckreiz, Neurodermitis

Neurodermitis

Als Neurodermitis wird eine Erkrankung der Haut bezeichnet, die mit juckendem, ekzemartigem trockenen Hautausschlag verbunden ist. Die Ursachen hierfür können vielfältig sein, von allergischer Reaktion bis hin zu seelischen Einflüssen. Meist tritt diese Erkrankung schon in der Kindheit auf und ist für die Kinder sehr belastend. Mit Apfelessig allein lässt sich hier wohl wenig erreichen. Doch kann sein Einsatz zumindest das Immunsystem stärken und den Juckreiz lindern.

Behandlung mit Apfelessig
Dreimal täglich sollte das Apfelessig-Honig-Getränk gegeben werden zur Mobilisierung und Unterstützung des Immunsystems.

Apfelessig-Honig-Getränk
2 TL Apfelessig
2 TL Honig
0,2 l Wasser

Zur Behandlung der Haut versuchen Sie

1 TL Kieselsäuregel
1/2 TL Apfelessig

Bereiten Sie aus den Zutaten einen Brei und reiben Sie die juckenden Stellen damit ein. Der Juckreiz müsste damit nachlassen.

Nierensteine

Nierensteine entstehen, wenn der Körper zu wenig Flüssigkeit erhält, sodass die Nieren nicht genügend durchgespült werden. Die Folge: Harnsalze kristallisieren und verklumpen. Bemerkbar machen sich die Nierensteine durch Übelkeit, Blut im Urin, Schmerzen im Rücken unterhalb der Rippen. Die so genannten Nierenkoliken treten auf, wenn die Steine „wandern" und im Harnleiter stecken bleiben. Dann kommt es zu plötzlichen, stechenden, krampfartigen Schmerzen im Nierenbereich.

Behandlung mit Apfelessig
Bei akuten Koliken wirken warme Apfelessig-Wickel krampflösend. Nehmen Sie

1 l Wasser
1 Tasse Apfelessig

Erhitzen Sie das Wasser auf ca. 80 °C. Geben Sie den Apfelessig dazu und tauchen dann ein Baumwolltuch in das Wasser. Wringen Sie das Tuch etwas aus und legen Sie es auf die Nieren. Darüber wickeln Sie noch ein Handtuch.
Die Wickelanwendung können Sie mehrmals wiederholen, wenn Sie

dadurch Erleichterung verspüren. Außerdem hilft ein Vollbad mit Kamilleblüten gegen die Krämpfe. Ein Übriges tun Sie, wenn Sie dreimal täglich das Apfelessig-Getränk ohne Honig trinken.

2 TL Apfelessig
0,2 l Wasser

Stellen Sie langfristig Ihre Ernährung um und essen Sie mehr Rohkost und Gemüse. Kohl, Karotten, Sellerie, Rote Bete, Tomaten, Petersilie und Gurken sollten zu den bevorzugten Sorten gehören. Gleichzeitig dazu auch Backpflaumen, Rosinen und Äpfel. Bereiten Sie Salate nur mit Apfelessig zu (Rezepte ab Seite 121).
Die Essigsäure regt die Harnproduktion an, sodass einige der Nierensteine durch Apfelessig aufgelöst werden können.
Sollten die Schmerzen jedoch nicht nachlassen, suchen Sie auf jeden Fall einen Arzt auf.

Notfallessig

Eine zuverlässige Mischung aus Apfelessig, Kampfer und Honig ergibt den so genannten Notfallessig, den Sie zum Beispiel bei Ohnmacht, Bewusstlosigkeit oder plötzlichen Schmerzen anwenden können

Herstellung von Notfallessig
Nehmen Sie

1 Tasse Apfelessig
1 Tasse Kampferspiritus
1 Tasse Wasser
2 TL Honig

Mischen Sie alle Zutaten gründlich miteinander und füllen die Flüssigkeit in ein dunkles Glas. Lassen Sie sie etwa zwei Wochen ziehen, dann ist der Notfallessig einsetzbar. Er hält sich etwa drei Monate.

O

Obst

Immer noch ist viel gespritztes Obst und Gemüse im Handel. Man kann es ungewaschen überhaupt nicht und mit Schale nur in Maßen essen, da die Giftstoffe tief in der Schale sitzen. Mit Apfelessig können Sie gespritztes Obst und Gemüse reinigen.
Nehmen Sie

2 EL Apfelessig
5 l Wasser

Legen Sie das Obst einige Zeit in das Essigwasser. Danach reiben Sie es gründlich ab. Der Essig hat die meisten Giftstoffe gelöst.

Ohnmacht

Wenn das Gehirn nicht genügend mit Sauerstoff versorgt wird, reagiert der Körper mit Ohnmacht. Das heißt, dem Betreffenden wird plötzlich schwindelig, schummrig, die Haut wird blass und er sinkt zusammen. Eine schwere Ohnmacht ist mit einem Verlust des Bewusstseins verbunden. Normalerweise dauert eine Ohnmacht etwa eine Minute, dann kommt der Betroffene wieder zu sich. Dauert es länger, sprechen die Mediziner von Bewusstlosigkeit.

Behandlung mit Apfelessig
Als Erste-Hilfe-Maßnahme bei einer Ohnmacht sollten Sie den Ohnmächtigen sofort hinlegen und die Beine hoch lagern, sodass das Blut leichter zum Gehirn fließen kann. Dann träufeln Sie Notfallessig (Zubereitung siehe unter „N“) auf Gesicht, Oberkörper, Nacken und linke Armbeuge des Ohnmächtigen.

Ohrenschmerzen

Ohrenschmerzen treten oft in Zusammenhang mit einer Erkältung auf, weil die Krankheitserreger auch in die Ohren gelangt sind. Oder sie sind von außen ins Ohr gelangt, etwa durch verunreinigtes Wasser. Dies kommt vergleichsweise häufig im Urlaub vor, wenn das Wasser im Swimmingpool mit Keimen verseucht ist. Hier hilft Apfelessig.

Behandlung mit Apfelessig
Bereiten Sie Ihren Ohren ein Dampfbad aus

1/4 l Wasser
1/8 l Apfelessig

Erhitzen Sie das Wasser und geben den Essig hinein. Nun halten Sie das schmerzende Ohr so über die Schüssel, dass die aufsteigenden Dämpfe ins Ohr gelangen können. Als Hilfsmittel können Sie auch einen Trichter über die Dämpfe halten, der sie direkt ins Ohr leitet. Doch achten Sie darauf, dass das Wasser nicht zu heiß ist und Sie sich die Ohren verbrennen. Das Dampfbad sollte etwa zehn Minuten dauern.

Um Ohreninfektionen besonders im Urlaub vorzubeugen, waschen Sie sie nach dem Schwimmen sorgfältig, aber vorsichtig mit Apfelessig-Wasser (Verhältnis 1:1).

Außerdem können Sie sich helfen mit einer warmen Apfelessig-Auflage, die Sie nachts auf das schmerzende Ohr legen können. Dazu beträufeln Sie eine Mullkompresse mit warmem Apfelessig-Wasser (1:1). Sie können auch Kamilleblüten in ein Stoffsäckchen nähen und dieses auf der Herdplatte erwärmen. Zusätzlich träufeln Sie noch einige Tropfen Apfelessig darauf.

Orangenhaut siehe Zellulitis

Ostereier färben

Ein Schuss Apfelessig ins Färbewasser von Ostereiern sorgt dafür, dass die Farben besser angenommen werden und verleiht den Eiern einen typischen Geschmack.

P

Parodontose

Parodontose und Karies sind sicher die häufigsten Zahnerkrankungen unserer Zeit. Während Karies eine Erkrankung des Zahnes selbst ist, bedeutet Parodontose eine Rückbildung des Zahnfleisches. Folge: Die Zähne haben keinen Halt mehr, beginnen zu wackeln und fallen schließlich aus. Das muss nicht sein, wenn Sie regelmäßig Apfelessig verwenden.

Behandlung mit Apfelessig
Spülen Sie einmal täglich nach dem Essen den Mund gründlich mit Apfelessigwasser (Mischungsverhältnis 1:1) aus.

Pektin

Pektin ist ein Ballaststoff, der neben anderen Ballaststoffen im Körper sehr positive Wirkungen entfaltet. Ballaststoffe sind nahezu unverdauliche Pflanzenbestandteile, die Verdauung und Darmtätigkeit anregen. Pektin ist ein wasserlöslicher Ballaststoff, das bedeutet, es bindet das Wasser im Darm, die Nahrungsreste quellen auf und vergrößern das Stuhlvolumen. Fazit: Der Darm arbeitet besser und schneller. Dadurch haben zum Beispiel Giftstoffe keine Möglichkeit, lange auf die Darmwände einzuwirken und diese zu schädigen. Somit kann ein Krankheitsrisiko eingeschränkt werden.
Darüber hinaus senkt Pektin den Cholesteringehalt des Blutes – ein hoher Cholesterinspiegel kann zu Arterienverkalkung und Herz-/ Kreislauferkrankungen führen. Auch dieser Inhaltsstoff des Apfelessigs ist also sehr wertvoll.

Pflanzenpflege

Ihren Zimmerpflanzen können Sie etwas Gutes tun mit Apfelessig.

Staub und Ungeziefer
Bereiten Sie Essigwasser zu:

1 Tasse Apfelessig
1 Liter Wasser

Wischen Sie die Blätter der Pflanzen mit dieser Mischung ab. Sie werden von Staub und Blattläusen befreit und glänzen.
Pflanzen mit kleineren Blättern, die sich nicht abwaschen lassen, be-

sprühen Sie zweimal im Monat mit Apfelessig-Wasser. Geben Sie hierfür zwei Esslöffel Apfelessig in die Blumenspritze.

Düngen
Auch etwas Essig im Gießwasser von Zimmer- und Balkonpflanzen verhilft ihnen zu Dünger und vertreibt Schädlinge in der Erde

3 EL Apfelessig
5 l Wasser

Alle zwei Wochen damit gießen.

Schnittblumen
Zu Schnittblumen geben Sie zwei Teelöffel Apfelessig und etwas Zucker ins Gießwasser, das hält sie länger frisch.

Weihnachtsbaum
So können Sie den Weihnachtsbaum länger frisch halten: Geben Sie in den Christbaumständer

warmes Wasser
3 EL Apfelessig
2 EL Zucker

Lebt Ihr Weihnachtsbaum noch in einem Blumentopf, geben Sie einmal wöchentlich zwei bis drei Esslöffel Apfelessig ins Gießwasser.

Phosphor (Phosphat)

Phosphor ist in der Natur meistens an Sauerstoffatome gebunden. Man nennt diese Verbindung dann Phosphat. Dieses Phosphat gehört zu den wertvollen Inhaltsstoffen des Apfelessigs. Es sorgt neben Calzium und Magnesium für die Festigkeit und Stabilität der Knochen und Zähne. Die Knochen sind auch der Speicherort von Phosphor bzw. Phosphat. Calzium und Phosphat sollten in etwa gleichen Mengen – je 1 Gramm am Tag – aufgenommen werden, denn ein Zuviel dieser Phosphorverbindung bewirkt genau das Gegenteil: Der Körper lagert nicht genügend Calzium ein und die Knochen werden brüchig. Leider sind heutzutage in vielen Lebensmitteln große Mengen an Phosphat enthalten, sodass man leicht zu viel zu sich nehmen kann. Ein ausgewogenes Verhältnis von Calzium und Phosphaten kommt in Vollmilch und Milchprodukten vor, außerdem in Fleisch, Fisch, Ei, Getreideprodukten, Kartoffeln und Gemüse.

Pilzerkrankungen

Pilze siedeln sich gerne dort an, wo es warm und feucht ist, also am liebsten zwischen den Fußzehen, in der Mundhöhle oder im Anal- bzw. Scheidenbereich. Besonders im Sommer ist Pilzzeit in der Badesaison. Die Symptome einer Pilzerkrankung sind starker Juckreiz und ausdauerndes Brennen.

Grundsätzlich unterstützen Sie den Körper bei der Bekämpfung der Pilze durch regelmäßiges Trinken des Apfelessig-Honig-Getränkes. Andere gezielte Maßnahmen sind Abreiben mit Ringelblumenaufguss, Sitzbäder mit Salbei oder Zinnkraut und Apfelessig.

Mischen Sie für einen Kräuteraufguss:

jeweils 1 TL der Blüten, Blätter oder des Krauts
1 Tasse Apfelessig

Lassen Sie den Aufguss einige Zeit ziehen, bei den Ringelblumenblättern eine Woche, dann seihen Sie die Kräuter ab.

Siehe auch Fußpilz, Juckreiz, Scheidenentzündung.

Prellung

Eine Prellung hat man sich schnell zugezogen, durch einen Stoß, einen Sturz oder Ähnliches. Besonders Kinder sind da sehr gefährdet. Die Haut an der betreffenden Stelle schmerzt und schwillt an. Oft kommt dann noch ein Bluterguss dazu. Wenn sich die Prellung nicht am Kopf oder anderen wichtigen Körperteilen befindet – in diesen Fällen sollten Sie sie vom Arzt untersuchen lassen – können Sie das bewährte Mittel Apfelessig erfolgreich anwenden.

Behandlung mit Apfelessig

Nehmen Sie

1 l Wasser
1/2 Tasse Apfelessig

Tränken Sie das Tuch mit der Apfelessig-Wasser-Mischung und legen Sie es dann zum Kühlen in den Gefrierschrank. Vorher sollten Sie es in einer Plastiktüte verstauen, damit es nicht anfriert. Ist es kalt gefroren, nehmen Sie es heraus, lassen es sich etwas erwärmen und legen es dann auf die Prellung. So kann ein Anschwellen des Gewebes weitgehend verhindert werden.

Siehe auch Bluterguss.

Prostatavergrößerung

Besonders ältere Männer ab 60 Jahren leiden zuweilen an einer Vergrößerung der Vorsteherdrüse oder Prostata. Diese Drüse sitzt am Anfang der Harnröhre des Mannes. Dort gibt sie normalerweise ein Sekret ab, das zur Erhaltung der Beweglichkeit der Samen beiträgt. Bei einer Vergrößerung der Prostata kann es zum Rückstau von Harn in den Nieren kommen, zum Nachlassen der Nierentätigkeit und damit zu einer langsamen Vergiftung des Körpers, da Harnteile im Blut bleiben. Erste Symptome sind Benommenheit, Erbrechen und Krämpfe, die zu Lähmungen führen können. Gehen Sie auf jeden Fall zum Arzt. Darüber hinaus kann Apfelessig auch bei einer Prostatavergrößerung helfen. Versuchen Sie das Rezept.

Behandlung mit Apfelessig
Nehmen Sie

1 EL Apfelessig
2 EL Olivenöl, kaltgepresst
1 Pr. Zimt
Kürbiskerne

Bereiten Sie aus diesen Zutaten eine Salatsauce und geben Sie sie über klein geschnittene Tomaten. Diesen Salat essen Sie zweimal täglich zu den Mahlzeiten.

R

Reisekrankheit

Viele Menschen leiden unter der so genannten Reisekrankheit, das heißt, ihnen wird schlecht, wenn sie im Auto fahren, im Flugzeug sitzen oder sich auf einem Schiff befinden, das sich aufgrund hohen Seegangs hin- und herbewegt. Grund für die Übelkeit: Die Bewegungen der Fahr- oder Flugzeuge beeinträchtigen das Gleichgewichtsorgan und verursachen so Schwindel, Übelkeit und Brechreiz.

Behandlung mit Apfelessig
Essigsäure beruhigt den Magen. Deshalb nehmen Sie bei Reisekrankheit

3 TL Apfelessig
0,3 l Wasser

Trinken Sie diese Mischung am besten schon vor Reiseantritt oder aber im Bedarfsfall, wenn die Übelkeit naht.

Rheuma

Von Rheuma oder Rheumatismus spricht man, wenn das Bindegewebe von Gelenken, Herz oder den Muskeln entzündet ist. Ursache dieser Entzündungen kann neben der Veranlagung auch ein im Körper vorhandener Krankheitsherd etwa in den Zähnen, an den Mandeln oder im Nierenbecken sein. Rheumatische Beschwerden können sehr leicht chronisch werden, deshalb sollten Sie bei den ersten Anzeichen einen Arzt aufsuchen.

Behandlung mit Apfelessig
Dass Apfelessig bei Rheuma hilft, ist nicht nachgewiesen, aber auch nicht, dass er schadet. Trinken Sie deshalb dreimal täglich das Apfelessig-Honig-Getränk

3 TL Apfelessig
2 TL Honig
0,2 l Wasser

Der Essig wirkt entzündungshemmend und steigert außerdem die Durchblutung.

Rutin

Rutin gehört zu den Flavonoiden, das sind Stoffe, die der menschliche Organismus nicht unbedingt braucht, die aber dennoch dem Körper gute Dienste leisten können. Es stärkt die Abwehrkräfte und beugt Entzündungen vor. Und wie Vitamin E und Beta-Carotin schützt es als Antioxidans die Körperzellen vor den freien Radikalen. Rutin kommt vor allem in pflanzlichen Nahrungsmitteln vor und im Apfelessig, der nebenbei bemerkt damit vier (!) Antioxidantien enthält (Vitamine C, E, Beta-Carotin und Rutin).

S

Säuren

Wie weiter oben erklärt sind im Apfelessig einige Säuren enthalten, die zusammengenommen die positive Wirkung des Apfelessigs noch verstärken: Essigsäure wirkt antibakteriell. Zitronen- und Apfelsäure schützen die Körperzellen vor schädlichen Einflüssen. Und die Milchsäure sorgt u. a. für eine gesunde und glatte Haut.

Scheidenentzündung

Es juckt und brennt in der Scheide, besonders beim Wasserlassen, gelbbräunlicher Ausfluss begleitet den Juckreiz. Dann handelt es sich in aller Regel um eine Entzündung aufgrund einer Pilzerkrankung. Solche kann man sich durch mangelnde Hygiene, falsche Reinigung nach dem Stuhlgang (nie von hinten nach vorne wischen!), aber auch in der Sauna und im Schwimmbad holen. Manchmal auch über den Partner beim Geschlechtsverkehr. Die genaue Diagnose sollte auch hier der Arzt stellen, damit die Bakterien nicht in den Unterleib gelangen und dort zu Entzündungen der Gebärmutter oder der Eileiter führen. Zusätzlich können Sie mit Apfelessig behandeln. Vielleicht erübrigt sich dann eine Antibiotikaeinnahme, die die wichtige Scheidenflora zerstört.

Behandlung mit Apfelessig
Bereiten Sie einen Aufguss aus Zinnkraut oder Salbeiblättern zu. Nehmen Sie

2 TL Kraut bzw. Blätter
2 Tassen Apfelessig

Vermischen Sie beides. Dann nehmen Sie ein Sitzbad mit einem der Aufgüsse, das Wasser sollte nicht mehr als 30 °C haben. Diese Maßnahme sollten Sie einmal wöchentlich durchführen.
Außerdem reiben Sie die Scheide täglich mit Ringelblumenaufguss ein. Bereiten Sie ihn im selben Mischungsverhältnis wie den Zinnkrautaufguss (siehe oben).
Wenn die Entzündung abgeklungen ist, können Sie den Aufbau der Scheidenflora durch Naturjogurt unterstützen. Geben Sie etwas Jogurt auf einen Tampon und führen diesen ein. Lassen Sie den Jogurt über Nacht wirken.
Siehe auch Ausfluss.

Schimmel

Schimmelpilze in der Wohnung kann man trotz sorgfältigster und peinlichster Reinigung nie ganz vertreiben. Sie treten gern in feuchten Räumen auf, die nicht genügend gelüftet werden können, und in der Küche an Speisen wie Brot, Gebäck u. Ä.
Verzweifeln Sie nicht, wenn Sie wieder den grünlich-weißen Belag irgendwo entdecken, in Apfelessig haben Sie einen starken Kämpfer an Ihrer Seite.

Brotkasten
Angeschimmeltes Brot wegwerfen! Reinigen Sie den Brotkasten einmal im Monat mit Apfelessig. Wischen Sie ihn gründlich damit aus. Verschimmeltes Brot wird so schnell nicht wieder auftreten.

Bad und Klo
Schimmelecken in Bad und Klo können Sie säubern und großflächig mit Apfelessig abreiben. Handelt es sich um kleine Fugen, zum Beispiel zwischen Waschbecken und Wand, nehmen Sie eine ausgediente Zahnbürste oder Nagelbürste, tauchen diese in eine Apfelessig-Wasser-Mischung (1:1) und bürsten den Schimmel weg.

Schlafstörungen

Wenn man abends oft wach liegt und nicht einschlafen kann, in der Nacht aufwacht und nicht weiterschlafen kann oder morgens zu früh aufwacht, sind das Anzeichen von massiven Schlafstörungen. Man kann nicht lange genug schlafen, hat keine ausreichenden Tiefschlafphasen und Körper und Geist können sich nicht genügend regenerieren. Die Folgen sind Unausgeschlafenheit, Abgeschlagenheit und Konzentrationsschwierigkeiten, Kopfschmerzen. Warum man nicht mehr ruhig schlafen kann, liegt an psychischen Belastungen, Stress, kann aber auch damit zusammenhängen, dass der Blutzuckerspiegel nachts sinkt.
Dagegen können Sie mit Apfelessig vorbeugen.

Behandlung mit Apfelessig
Nehmen Sie

3 EL Honig
1 EL Apfelessig
0,2 l Wasser

Stellen Sie sich diese Mischung neben das Bett und trinken Sie davon, wenn Sie wach liegen oder aufwachen.

Darüber hinaus helfen bei Einschlafstörungen Vollbäder, denen Sie eine Tasse Apfelessig und zwei Liter wohlriechenden Lavendel- oder Melissensud zugeben:

2 l Wasser
2 Tassen Lavendelblüten

Erhitzen Sie das Wasser und gießen Sie es über die Lavendelblüten. Lassen Sie sie zehn Minuten ziehen, dann seihen Sie die Blüten ab.
Für einen Melissensud verfahren Sie genauso mit Melissenblättern.

Schließlich können Sie auch mit Waschungen mit kaltem Apfelessig-Wasser (Mischungsverhältnis 1:2) versuchen, besser einzuschlafen.

Schlankheitstipps

Folgende Tipps sollen Ihnen helfen, nach erfolgreicher Diät oder Schlankheitskur auch dauerhaft schlank zu bleiben.

1. Ernähren Sie sich vollwertig.
2. Essen Sie viel frisches Obst und Gemüse.
3. Ersetzen Sie Salz in den Speisen weitgehend entweder durch Kräuter oder durch Apfelessig. Der tägliche Kochsalzkonsum sollte nicht über 5 g liegen, was wohl kaum einer einhalten kann. Viele mögen gut gewürztes Essen, salzige Pommes Frites oder Knabbergebäck mit viel Salz. Salz bindet Wasser im Körper, das in den Zellen gespeichert wird. Dann aber werden die Stoffwechselabbauprodukte, die eigentlich aus den Zellen herausgespült werden sollten, dort behalten. Dies kann zu ernsten gesundheitlichen Schäden wie Herz-/Kreislauferkrankungen führen.

Würzen Sie die Speisen mit Apfelessig, bedeutet das vielleicht eine Gewöhnung an die Geschmacksänderung, aber schon eine erste Gewichtsreduzierung. Denn das im Apfelessig enthaltene Kalium entwässert die Zellen und reinigt sie von den Stoffwechselabbauprodukten. Darüber hinaus wird der gesamte Stofwechsel angeregt.

Folgende Speisen können Sie mit Apfelessig statt Salz würzen:
- alle Suppen und Eintöpfe
- Gerichte, die Hülsenfrüchte enthalten. Hier wirkt der Apfelessig nebenbei auch noch gegen Blähungen
- gekochtes Gemüse; nehmen Sie zusätzlich Kräuter und Pfeffer

- Saucen für Fleisch-, Fisch- und Gemüsegerichte
- Probieren Sie auch Essig statt Salz zu Pommes Frites. In England ist das schon lange Tradition
- Salatsaucen schmecken auch ohne Salz, nur mit Kräutern und ein wenig frisch gemahlenem Pfeffer zubereitet.

Siehe auch Übergewicht.

Schmerzen

Schmerzen sind im Grunde schon ein Symptom einer anderen Erkrankung, die Schmerzen verursacht. Deshalb ist es sehr wichtig, dass Sie bei länger anhaltenden Schmerzen unbedingt den Arzt aufsuchen und die Ursache feststellen lassen. Zur Behandlung und ersten Linderung bestimmter akuter Schmerzen zum Beispiel durch Unfälle und äußere Verletzungen können Sie Apfelessig natürlich zur Behandlung heranziehen.

Behandlung mit Apfelessig
Nehmen Sie

500 g frische Meerrettichwurzel
1/2 l Apfelessig

Waschen Sie den Meerrettich und raspeln ihn grob. Dann gießen Sie den Apfelessig darüber. Diese Tinktur lassen Sie gut verschlossen in einem Gefäß zwei bis drei Wochen kühl und dunkel stehen. Dann filtern Sie die Flüssigkeit ab und füllen sie in dunkle Flaschen. Bei Bedarf geben Sie sie auf die schmerzenden Stellen.
Bei Schmerzen im Kopfbereich, Magen oder Unterleib empfiehlt sich eine andere Anwendung, siehe jeweils unter dem Stichwort.

Schnupfen

Von Schnupfen spricht man, wenn aus der Nase flüssiges Sekret fließt. Es gibt allergischen Schnupfen, also wenn allergieauslösende Stoffe wie zum Beispiel Blütenpollen in die Nase gelangen. Dann bleibt das Sekret klar und flüssig, der Schnupfen ist dennoch unangenehm. Auch im Zuge einer Erkältung taucht Schnupfen auf. Er ist das häufigste Krankheitssymptom bei einer Erkältung, oft sogar das einzige. Hier wird das Nasensekret allmählich schleimiger und zum Ende der Erkrankung hin gelblich-grün. Die Ursache sind hier Viren.

Behandlung mit Apfelessig
Trinken Sie dreimal täglich das Apfelessig-Honig-Getränk aus

2 TL Apfelessig
2 TL Honig
0,2 l Wasser

Diese Mischung stärkt die Abwehrkräfte von innen heraus.

Wenn die Nase verstopft ist von zähem Schleim, helfen Inhalationen mit Apfelessig:

1 l Wasser
2 Tassen Apfelessig

Erhitzen Sie das Wasser soweit, dass Sie das Einatmen noch aushalten können, und geben Sie den Apfelessig hinein und schütten die Mischung in eine Schüssel. Dann halten Sie den Kopf über die Schüssel und bedecken ihn mit einem großen Handtuch. Nun atmen Sie die Dämpfe etwa 10 Minuten ein. Dies können Sie zweimal täglich wiederholen, bis sich der Schleim weitgehend gelöst hat.

Schuppenflechte (Psoriasis)

Kleine bis handtellergroße Bereiche der Haut, die mit kleinen weißlichen Schuppen überzogen sind, zeichnen die Symptome einer Schuppenflechte aus. Sie tritt vorwiegend an Kopfhaut, Rücken und an den Außenseiten von Armen und Beinen auf. Manchmal bedeckt die Schuppenflechte auch den ganzen Körper. Meist ist die Haut an diesen Stellen gerötet und juckt stark, zeitweise schwellen die Gelenke an.
Hervorgerufen wird die Psoriasis, wie Fachleute die Schuppenflechte nennen, durch eine Störung des Zellwachstums in der Haut, das meist erblich bedingt ist. Dabei werden abgestorbene Hautzellen (Schuppen) schneller abgestoßen als normalerweise.
Eine Schuppenflechte tritt meist schubweise auf, das heißt, es gibt auch krankheitsfreie Phasen. Die Flechte muss natürlich immer vom Arzt behandelt werden. Sie ist derzeit nicht vollständig heilbar, aber es gibt sehr Erfolg versprechende Mittel. Dennoch kann eine zusätzliche innere und äußere Anwendung von Apfelessig den Einsatz von Medikamenten deutlich redu-

zieren helfen. Sprechen Sie mit dem Hautarzt darüber.

Behandlung mit Apfelessig
Nehmen Sie

1/2 Tasse Apfelessig
1 Glas Milch
1 TL Olivenöl

Mischen Sie diese Zutaten gut miteinander und geben Sie sie in ein Vollbad (Wassertemperatur ca. 30 bis 32 °C), in das Sie sich etwa 15 Minuten entspannt hineinlegen. Baden Sie zweimal pro Woche in der Apfelessig-Milch und cremen Sie die Haut danach gut ein. Gute Dienste leistet hier eine Salbe, die Beinwell enthält. Diese sollten Sie aber genau nach Packungsanweisung anwenden.

Schwangerschaftsstreifen

Ein weiteres „Übel", über das schwangere Frauen klagen, sind die so genannten Schwangerschaftsstreifen, die entstehen, wenn der Bauch sich wölbt und das Unterhautgewebe so stark gedehnt wird, dass es leicht reißt. Auch die Brüste vergrößern sich und strapazieren das Gewebe. Dazu kommt die erhöhte Ausschüttung von Kortison während der Schwangerschaft, das zum Nachlassen der Elastizität des Gewebes führt. Die hässlichen „Rillen" in der Haut von Bauch und Brust sind leider irreparabel, wenn sie einmal da sind. Deshalb sollten sie rechtzeitig beginnen, die Haut zu pflegen, um ihre Elastizität zu erhöhen.

Behandlung mit Apfelessig
Führen Sie eine Zupfmassage der gefährdeten Hautpartien mit Apfelessig und Olivenöl durch.
Nehmen Sie

4 EL Olivenöl
1 TL Apfelessig

Vermischen Sie Öl und Essig sehr gut und reiben Sie die Haut an Bauch, Brüsten und rund um die Hüften damit ein. Gleichzeitig nehmen Sie kleine Hautpartien zwischen Daumen und Zeigefinger, ziehen sie leicht hoch, kneten sie und lassen sie schnell wieder los. Beginnen Sie mit dieser Massage möglichst schon ab der 16. Schwangerschaftswoche.
Ein Übriges können Sie durch Schwimmen und kaltes Duschen tun, die beide ebenfalls die Durchblutung der Haut anregen.

Schwangerschaftsübelkeit

Vielen Frauen ist in den ersten Wochen der Schwangerschaft morgens übel. Das kommt durch die Hormonumstellung des Körpers und legt sich nach etwa 6 bis 8 Wochen. Um dieser Morgenübelkeit vorzubeugen, trinken Sie vor dem Frühstück ein Glas Apfelessig-Honig-Getränk (S. 100) in kleinen Schlucken. Die Mischung wirkt sehr beruhigend und auch wohltuend für den Magen und verhilft Ihnen darüber hinaus noch zu einer zusätzlichen Portion Vitamine und Mineralstoffe.

Schwefel

Ein Spurenelement, das im Apfelessig enthalten ist. Der Körper benötigt es zur Stabilisierung der Abwehrkräfte und um Haut- und Haarzellen zu bilden.

Schwindelgefühl

Wenn einem schwindelig ist, hat man das Gefühl, das Gleichgewicht zu verlieren und umzufallen. Man schwankt. Ursache ist eine Unterversorgung des Gehirns mit Sauerstoff, die kurzfristig aufgetreten ist. Gründe können in einem niedrigen Blutdruck, Kreislaufstörungen oder Stress liegen.

Manchmal stellen sich auch Schwindelgefühle ein, wenn man schnell aufsteht oder sich bückt. Das liegt daran, dass das Gleichgewichtsorgan im Ohr sich nicht schnell genug auf die neue Haltung einstellen kann.

Behandlung mit Apfelessig

Im Grunde sollten Sie alles tun, um Ihren Kreislauf anzuregen. Angefangen beim täglichen Apfelessig-Honig-Getränk aus

2 TL Apfelessig
2 TL Honig
0,2 l Wasser

Darüber hinaus wirken Abklatschungen, Einreibungen, Trockenbürsten, Massagen, Vollbäder, Waschungen und Wassertreten mit Apfelessig kreislaufanregend.

Abklatschung

Mischen Sie Apfelessig und Wasser im gleichen Verhältnis. Tauchen Sie einen Waschhandschuh in die Flüssigkeit und klatschen Sie den Körper damit ab – immer in Richtung Herz.

Einreibung
Reiben Sie den Körper mit unverdünntem Apfelessig ein.
Zusätzlich können Sie den Körper abbürsten, angefangen bei den Füßen über Beine, Arme, Schultern, Bauch, Brust und Rücken.

Massage
In einen Liter Wasser geben Sie drei Esslöffel Apfelessig. Von dieser Mischung geben Sie etwas in die hohle Hand und massieren den Körper in der gleichen Reihenfolge wie beim Bürsten – immer jedoch zum Herzen hin. Die Flüssigkeit nicht abtrocknen, sondern am Körper verdunsten lassen.

Vollbad
Geben Sie in eine Badewanne voll Wasser (Temperatur nach Belieben) zwei Tassen Apfelessig und legen Sie sich etwa 20 Minuten hinein. Danach warm einpacken und ausruhen.

Waschung
Waschen Sie den Körper (Reihenfolge wie beim Bürsten und Massieren) mit kaltem Apfelessigwasser ab (Mischungsverhältnis 1:1).

Wassertreten
Füllen Sie so viel Wasser in die Wanne, dass es Ihnen bis zu den Knöcheln reicht. Dazu geben Sie eine halbe Tasse Apfelessig. Nun treten Sie kräftig auf der Stelle oder laufen in der Wanne herum.

Schwitzen

Manche Menschen leiden darunter, dass sie bei den kleinsten Anstrengungen sehr schnell und übermäßig schwitzen. Bei einigen treten die Schwitzanfälle nur nachts auf. Dafür gibt es vielfältige Gründe, von Alkoholgenuss, Übergewicht, Schilddrüsen-, Hormonstörungen bis zu Medikamentennebenwirkungen oder einfach Angst. Finden Sie die Ursache bei sich heraus und gehen Sie dagegen an.
Zusätzlich hilft Apfelessig.

Behandlung mit Apfelessig
Trinken Sie täglich das Apfelessig-Honig-Getränk

2 TL Apfelessig
2 TL Honig
0,2 l Wasser

So unterstützen Sie das Immunsystem, das durch vermehrte Schweißabsonderung auch stärker beansprucht wird. Schwitzende können sich zum Beispiel leicht erkälten.

Darüber hinaus können Sie den Körper nach der täglichen Wäsche mit einer milden Seife mit Apfelessig abreiben. Dafür nehmen Sie

1/2 Tasse Apfelessig
1/2 Liter Wasser

Lassen Sie die Mischung auf dem Körper trocknen.

Silizium

Das im Apfelessig enthaltene Spurenelement Silizium hält im menschlichen Organismus die Wände der Blutgefäße elastisch (unelastische Gefäßwände sind anfällig für Verkalkung). Somit verhilft es mittelbar auch zu einer glatten und straffen Haut.

Sodbrennen

Von Sodbrennen spricht man, wenn ein Teil der Nahrung mit der Magensäure wieder in die Speiseröhre kommt. Das ist oft verbunden mit einem sauren Geschmack und einem unangenehmen Brennen im Hals. Normalerweise ist die Speiseröhre nicht gegen Magensäure geschützt wie der Magen, deshalb das Brennen. Zu Sodbrennen kann es u. a. kommen nach zu viel Alkohol, Nikotin oder zu enger Kleidung.
Gelegentliches Sodbrennen ist nicht besorgniserregend, sollten Sie allerdings häufig darunter leiden, ist ein Arztbesuch angeraten.

Behandlung mit Apfelessig
Bei akutem Sodbrennen können Sie als Soforthilfe einen TL Apfelessig pur einnehmen.
Beugen Sie Sodbrennen vor, indem Sie vor dem Essen ein Glas Apfelessig-Wasser trinken.

3 TL Apfelessig
0,2 l Wasser

Verwenden Sie Apfelessig auch zum Würzen der Speisen. Das wirkt verdauungsfördernd und verhindert Sodbrennen.

Sommersprossen

Sommersprossen sind kleine braune Flecke auf der Haut, eigentlich Pigmentstörungen, die durch vermehrte Sonneneinstrahlung hauptsächlich im Gesicht und an den Armen entstehen. Manche finden Sie schön, andere stören Sie.
Man kann Sommersprossen mit Apfelessig bleichen, doch sollte man das gut überlegen. Die gebleichte Haut ist dann noch empfindlicher und muss gut geschützt werden.

Behandlung mit Apfelessig
Stellen Sie folgendes Mittel her:

1 Eiweiß
3 EL Apfelessig
1 Becher Naturjogurt
1 EL fein gemahlene Mandeln

Schlagen Sie das Eiweiß zu festem Schnee. Dann rühren Sie den Apfelessig darunter und geben den Jogurt dazu. Zum Schluss die gemahlenen Mandeln unterziehen. Diese Paste tragen Sie am besten abends auf die betroffenen Hautpartien auf und lassen sie über Nacht auf der Haut trocknen. Waschen Sie die Reste am nächsten Morgen mit warmem Wasser ab.

Diese Prozedur sollten Sie nicht öfter als dreimal hintereinander durchführen.

Tipp: Diese Paste ist sehr scharf und reizt die Haut. Probieren Sie daher erst an einer kleinen Stelle, ob Sie sie vertragen.

Sonnenbrand

Haben Sie zu lange in der Sonne verbracht, kann es zu einem Sonnenbrand kommen, der sich durch gerötete, schmerzende Haut bemerkbar macht. Ist er so stark, dass die Haut gesprungen und das Fleisch sichtbar ist, sollten Sie damit zum Arzt gehen. Einen Sonnenbrand ersten Grades können Sie mit Apfelessig behandeln.

Behandlung mit Apfelessig
Befindet sich der Sonnenbrand auf kleinen Stellen, genügt es, sie vorsichtig mit Apfelessig abzutupfen.

Größere Stellen bedecken Sie mit einer Apfelessigwasser-Kompresse. Sie tränken eine Mullkompresse in Wasser, das mit Apfelessig im Verhältnis 1:1 gemischt ist.
Variante: Ersetzen Sie das Wasser durch Buttermilch.

Zur allgemeinen Abkühlung des erhitzten Körpers nehmen Sie ein Vollbad (kaltes Wasser), in das Sie eine Tasse Apfelessig geben.

Sonnenschutz
Auch als Sonnenschutzmittel können Sie Apfelessig verwenden. Dazu mischen Sie

1/4 l Olivenöl
1 TL Apfelessig

Cremen Sie die Haut etwa 30 Minuten, bevor Sie in die Sonne gehen, damit ein.

Stimmungsschwankungen

siehe Depression, Gereiztheit, Nervosität

Stress

Stress ist das Sorgenkind unserer Zeit. Einerseits ist er in Maßen notwendig, um überhaupt Leistungen zu erbringen, aber bei den meisten Menschen liegt der Stressfaktor sehr hoch. Und zu viel Stress ist eindeutig gesundheitschädlich. Besonders betroffen sind oft Frauen, die in der Doppelrolle als berufstätige Frau und Hausfrau und Mutter leben und jede dieser Aufgaben gut erfüllen wollen. Irgendwann sind sie dann nur noch erschöpft, nichts geht mehr, Schlafstörungen treten auf, schon morgens beim Aufwachen fühlen sie sich ausgepowert und müde. Unter Stress schüttet der Körper Hormone aus, die, wenn sie überhand nehmen, die Abwehrkräfte schwächen. So sind weitere Krankheiten vorprogrammiert. Daher ist es wichtig, dass Sie sich von Zeit zu Zeit Erholung und Ihrem Körper Entspannung bieten – mit einem Apfelessig-Lavendel-Bad.

Behandlung mit Apfelessig
Nehmen Sie

10 TL Lavendelblüten
(aus der Apotheke)
500 ml Wasser
2 Tassen Apfelessig

Geben Sie die Lavendelblüten in einen Topf und übergießen sie mit dem Wasser, das Sie vorher haben aufkochen lassen. Lassen Sie diesen Sud ca. 10 Minuten ziehen. In der Zwischenzeit lassen Sie das Badewasser einlaufen (Temperatur etwa 32 °C). Seihen Sie die Lavendelblüten ab und geben Sie den Aufguss zusammen mit dem Apfelessig ins Badewasser. Nun entspannen Sie sich darin etwa 15 Minuten. Denken Sie dabei an etwas Schönes und schließen Sie die Augen. Am besten legen Sie sich danach ins Bett und genießen die wohltuende und Stress abbauende Wirkung von Lavendel und Apfelessig. Mit einem guten Buch und einem guten Rotwein können Sie dann den Abend ausklingen lassen.

T

Tapezieren

Bevor Sie mit dem Tapezieren der alten Wände loslegen können, müssen oft zuerst die alten Tapeten entfernt werden. Das ist eine undankbare Arbeit. Muss aber nicht sein, wenn Sie reichlich Apfelessig dabei verwenden.
Mischen Sie

1 l Apfelessig
1 l warmes Wasser

Geben Sie Essig und Wasser in einem Eimer und streichen Sie dieses Gemisch auf die Wände bzw. die Tapeten, die Sie ablösen wollen. Am besten ist dafür ein breiter Pinsel geeignet. Lassen Sie dann das Ganze etwa ein bis zwei Stunden einwirken. Danach probieren Sie, die Tapeten abzuziehen. Es müsste jetzt problemlos gehen.

Teppichreinigung

Zur Reinigung Ihres Teppichs mischen Sie Essig und Wasser im Verhältnis 1:2 und reiben den Teppich damit ein. Wenn Sie dieses Hausmittel regelmäßig verwenden, bleibt auch die Farbe des Teppichs länger frisch und bleicht nicht so schnell aus.
Flecke in Teppich oder Teppichboden lassen sich mit Essigwasser entfernen. Reiben Sie den Fleck vorsichtig damit ab. Bei mehrfarbigen Teppichen prüfen Sie jedoch vorher die Farbechtheit, Farben können sonst verlaufen.
Auch Gerüche in Teppichen verschwinden, wenn man etwas Essigwasser auf dem Teppich versprüht.
Wollen Sie den Teppich vor Mottenbefall schützen, bürsten Sie ihn mit Essigwasser ab.

U

Übergewicht

Mit dem Abnehmen ist es so eine Sache. Manch einer fühlt sich wohl, obwohl er sichtlich einige Kilo zu viel auf die Waage bringt, der andere findet sich schon bei einem Kilo zu viel „zu dick".
Es gibt drei Möglichkeitem, wie Sie entscheiden, ob Sie abnehmen sollten oder nicht.
1. Die so genannte Broca-Formel: Körpergröße in Zentimetern minus 100 ist das Normalgewicht, bei Frauen werden noch einmal 10 % abgezogen.
2. Sie bemerken an sich Kurzatmigkeit beim Treppensteigen, Durchblutungsstörungen, schmerzende Gelenke, Herz-Kreislauf-Störungen.
3. Ihre Kleidungsstücke spannen, die Nähte reißen auf, der Hosenbund schnürt Sie ein.

Sollte also eine dieser Möglichkeiten bei Ihnen in Betracht kommen bzw. haben Sie mit der Broca-Formel für sich ein deutliches Übergewicht errechnet, sollten Sie sich doch überlegen abzunehmen, Ihrer Gesundheit zuliebe.
Mit Apfelessig als unterstützendes Mittel geht das sehr gut und verhältnismäßig leicht, wenn Sie sich an einige grundlegende Dinge halten, wie zum Beispiel die Ernährung langfristig umzustellen auf Vollwertkost mit viel frischem Obst und Gemüse. Und überflüssigen Pfunden auch durch sportliche Betätigung, z. B. durch Rad fahren, Laufen oder Schwimmen entgegenwirken.
Anregungen für eine andere Ernährung bieten die im Buch enthaltenen Rezepte ab Seite 121, die allesamt mit Apfelessig zubereitet werden und dadurch schon einen Teilbeitrag zum Abnehmen liefern. Denn Apfelessig senkt die Lust auf die üblichen Dickmacher wie Schokolade, Torten, Kekse, Pommes Frites usw., weil die in ihm enthaltene Säure die Hormone blockiert, die die Lust auf Süßes anregen. Darüber hinaus verhindert sie, dass Nährstoffe in den Fettdepots des Körpers abgelagert werden. Der Essig senkt den pH-Wert im Magen und verbessert die Eiweißvorverdauung, außerdem regt er die Darmtätigkeit an, sodass die Fette ausgeschieden werden, bevor sie über die Darmwand in die Blutbahn aufgenommen werden können.

Behandlung mit Apfelessig
Trinken Sie vor jeder Mahlzeit das Apfelessig-Honig-Getränk.
Dazu nehmen Sie

3 TL Apfelessig
2 TL Honig
stilles Mineralwasser

Vermischen Sie alles gut miteinander und trinken Sie schluckweise.

Regen Sie Ihren Kreislauf an mit Abklatschungen, Einreibungen und Waschungen.
Für eine Abklatschung mischen Sie Apfelessig und lauwarmes Wasser zu gleichen Teilen. Dann nehmen Sie einen Lappen, tauchen ihn in die Mischung und klatschen ihn dann kräftig gegen den Körper in Richtung des Herzens.

Einreibungen können Sie mit unverdünntem Apfelessig vornehmen. Dabei den Essig nicht abtupfen, sondern einziehen lassen.
Wollen Sie eine Waschung mit Apfelessig vornehmen, mischen Sie wieder Essig und kaltes Wasser zu gleichen Teilen oder Sie nehmen unverdünnten Apfelessig. Nun waschen Sie den Körper in kreisenden Bewegungen ab. Die Reihenfolge für Abklatschung, Einreibung und Waschung ist: Füße, Beine, Arme, Schultern, Rücken, Bauch, Brust.
Siehe auch Schlankheitstipps.

V

Verbrennung

Eine Verbrennung ist eine schmerzhafte Angelegenheit. Die Haut ist gerötet und bildet Blasen. Leichte Verbrennungen (ersten Grades – die Haut ist gerötet) können Sie selbst behandeln, starke (dritten Grades – rohes Fleisch ist sichtbar) müssen nach der ersten Hilfe ärztlich versorgt werden.

Behandlung mit Apfelessig
Wohlgemerkt, mit Apfelessig können Sie nur Verbrennungen ersten Grades behandeln. Geben Sie den Essig nie auf das rohe Fleisch! Auch keine Salbe, kein Mehl oder sonstige „Hausmittel“ aus Omas falscher Schatzkiste.

Bei Verbrennungen ersten Grades träufeln Sie sofort Essigwasser (1:1) auf die betroffenen Stellen und legen Sie dann eine kalte Essigkompresse auf.

Essigkompresse
Mischen Sie kaltes Wasser und Apfelessig zu gleichen Teilen und tränken Sie eine sterile Kompresse darin (am besten aus dem Verbandskasten). Diese legen Sie auf die betroffene Stelle und befestigen sie mit einem Pflaster. Darum können Sie eine Binde wickeln.
Bei großflächigen Verbrennungen machen Sie dasselbe mit einem größeren Leintuch und decken es mit einem trockenen Tuch ab.
Siehe auch Sonnenbrand.

Verstauchung

Von einer Verstauchung spricht man, wenn die Bänder eines Gelenks überdehnt werden, weil dieses Gelenk plötzlich und unkontrolliert bewegt wird. Dies geschieht zum Beispiel, wenn man stürzt, stolpert oder hinfällt. Ein plötzlich auftretender starker Schmerz weist auf die Verstauchung hin. Dazukommt ein Anschwellen des betroffenen Gelenks. Das verstauchte Gelenk sollte einige Tage nicht bewegt werden oder zumindest stark entlastet. Denn es dauert mindestens drei Tage, bis es wieder voll einsatzfähig ist. Hält der Schmerz an und lässt auch über mehrere Tage nicht nach, sollte eine Untersuchung durch einen spezialisierten Arzt stattfinden, es könnte dann in diesem Fall auch ein Bänderriss sein.

Behandlung mit Apfelessig
Das verstauchte Gelenk muss gekühlt und ruhig gestellt werden. Zum Kühlen legen Sie kalte Apfelessig-Wickel auf:
Mischen Sie

1 l eiskaltes Wasser
1 l Apfelessig

Darin tränken Sie ein Leintuch und verbinden damit die betroffene Stelle. Wenn der Wickel warm wird, erneuern. Diese Behandlung mehrmals durchführen.

Verstopfung

Von Verstopfung spricht man in der Regel, wenn der Gang zur Toilette zwecks mangelndem Stuhlgang seltener erfolgt als normalerweise. Man fühlt sich außerdem unwohl und aufgedunsen.

Behandlung mit Apfelessig
Trinken sie dreimal täglich – besonders morgens vor dem Frühstück – das Apfelessig-Honig-Getränk aus

2 TL Apfelessig
2 TL Honig
0,2 l Wasser

Der Apfelessig regt die Verdauung bereits im Mund an, denn er fördert den Speichelfluss. Die Inhaltsstoffe des Essigs sorgen für den Rest. Führt das noch nicht zu einer Besserung, nehmen Sie folgende Mischung zu den Mahlzeiten ein:

2 TL Apfelessig
2 TL Sauerkrautsaft
0,2 l Wasser

Zur äußerlichen Anwendung empfiehlt sich ein Fußbad, das die Durchblutung anregt.
Nehmen Sie

5 l Wasser
5 TL Apfelessig
5 TL Salz

Vitamin A oder Retinol

Zum guten Sehen braucht man Vitamin A – besonders im Dunkeln. Für gute Sicht bei Nacht und die Anpassung der Augen an die Dunkelheit ist Vitamin A notwendig. Nachtblindheit zeugt demzufolge von einem Vitamin-A-Mangel. Die tägliche Dosis für einen Erwachsenen beträgt etwa 1 Milligramm. Mit Apfelessig kann ein Teil davon aufgenommen werden.

Außerdem verhilft Vitamin A zu einem guten Aussehen. Es fördert den Aufbau und das Wachstum von Haut und Schleimhäuten im Körper. Fehlt es, trocknen die Haut und Schleimhäute aus und verlieren ihre Schutzfunktion für den Körper. Sie werden durchlässiger und anfälliger für eindringende Keime, die es bei feuchter Haut wesentlich schwerer haben durchzudringen. Die Anfälligkeit für Hautkrankheiten, Pickel, Akne und Infektionskrankheiten ist höher. Müdigkeit, brüchiges Haar, Haarausfall und Appetitlosigkeit sind weitere Merkmale einer Unterversorgung mit Vitamin A.

Der tägliche Esslöffel Apfelessig bedeutet Schutz für Augen, Haut, Haar und Schleimhäute. Außerdem sollten Sie viel Leber, Milch und Milchprodukte, Eier, Karotten, Paprika, Tomaten, Grünkohl und Spinat zu sich nehmen. Dazu sei gesagt, dass Vitamin A nur in Verbindung mit Fett vom Körper aufgenommen werden kann.

Vitamin B_1 oder Thiamin

Dieses Vitamin ist wichtig für die Funktionstüchtigkeit von Muskeln und Nerven. Es sorgt dafür, dass die mit der Nahrung aufgenommenen Kohlenhydrate in Energie umgewandelt und Muskeln und Nerven zugeführt werden. Fehlt das Vitamin in ausreichender Menge, kommt es zu Muskelschwäche und Nervenentzündungen, Gleichgewichts- und Kreislaufstörungen; weitere Symptome sind Appetitmangel, Konzentrationsstörungen und Verdauungsprobleme. Allerdings treten diese Anzeichen auch bei anderen Mangelerkrankungen und Krankheiten auf. Die tägliche Dosis Vitamin B_1 für einen Erwachsenen liegt bei 1,4 Milligramm. Zusätzlich zum Apfelessig sollten Sie Vollkornprodukte, Kartoffeln, Hülsenfrüchte, Bierhefe und Schweinefleisch essen, um den Vitamin-B_1-Bedarf Ihres Körpers zu decken.

Vitamin B_2 oder Riboflavin

Auch Vitamin B_2 ist notwendig für die Umwandlung von Nahrungsbestandteilen in Energie. Die Körperzellen brauchen es, um aus Fetten und Eiweißen aus der Nahrung Energie zu gewinnen. Außerdem kann man mit Vitamin-B_2-haltigen Lebensmitteln auch seinen Augen einen Gefallen tun, denn es unterstützt das Sehvermögen. Zigarettenraucher brauchen deutlich mehr Vitamin B_2.

Vitamin-B_2-Mangel zeigt sich in trockener Haut, trockenen und rissigen Lippen, Augenjucken und Schwierigkeiten der Augen, ins Helle zu schauen. Ein Erwachsener benötigt etwa 1,7 Milligramm Vitamin B_2 am Tag. Neben Apfelessig ist es vor allem in grünem Blattgemüse (Grünkohl, Spinat), Milch, Milchprodukten, Innereien, Fisch und Vollkornprodukten enthalten.

Vitamin B_6 oder Pyridoxin

Dieses Vitamin braucht der Körper für einen erfolgreichen Eiweißstoffwechsel. Eiweiße, die mit der Nahrung aufgenommen werden, werden in Energie umgewandelt, Vitamin B_6 schafft die Voraussetzungen dafür. Wenn Sie sich sehr eiweißreich ernähren, sollten Sie gleichzeitig auch Lebensmittel mit hohem Vitamin-B_6-Anteil zu sich nehmen, sonst kann der Körper das Eiweiß nicht optimal verwerten. Die Tagesdosis Vitamin B_6 liegt bei 1,8 Milligramm, schwangere und stillende Frauen benötigen sogar noch etwas mehr davon. Der Verzehr von Vollkornprodukten, Makrele, Hering, Bananen und Schweinefleisch füllt neben Apfelessig das Vitamin-B_6-Reservoir des Körpers. Leiden Sie unter Appetitmangel, Übelkeit, Nervenstörungen in den Beinen und trockener Haut, Muskelschwund, kann es auf einen Mangel an Vitamin B_6 zurückzuführen sein, obwohl dies sehr selten vorkommt. Bei Babys kann Vitamin-B_6-Mangel Krämpfe auslösen. Die regelmäßige Einnahme der Antibabypille kann einen Vitamin-B_6-Mangel herbeiführen. Daher sollten diese Frauen besonders viel Fisch, Naturreis, Putenbrust und Sauerkraut essen.

Vitamin B_{12} oder Cobalamin

Vitamin B_{12} braucht der Körper zur Blutbildung, genauer gesagt zur Bildung der roten Blutkörperchen, die ja eine wichtige Aufgabe im Blutkreislauf wahrnehmen. Sie transportieren den Sauerstoff zu den Körperzellen und holen das Kohlendioxid ab. Das schaffen sie in die Lunge, von wo es beim Atmen nach außen abgegeben wird. Ohne ausreichend Sauerstoff funktionieren auch Gehirn und Nervensystem nicht richtig. Zwar braucht der Körper nur relativ wenig Vitamin B_{12}, ca. 3 Mikrogramm pro Tag, doch ohne geht es auch nicht, denn Müdigkeit, Konzentrationsschwäche, Schwindelgefühle und Herzschwäche sind die Folgen. Apfelessig enthält Vitamin B_{12}, außerdem ist es in Milch und Milchprodukten, Innereien, Fisch, Fleisch und Eiern in so großen Mengen enthalten, dass es in den Industrieländern selten zu Mangelerscheinungen kommt.

Vitamin C oder Ascorbinsäure

Hiervon hat schon jeder gehört und jedem ist klar, dass dieses Vitamin sehr wichtig ist für einen gesunden Körper und Geist. Winterzeit – Erkältungszeit, da greift jeder zu Vitamin-C-haltigem Obst und Gemüse oder gar zur Vitaminpille. Denn die Ascorbinsäure mobilisiert die Abwehrkräfte und unterstützt so die Abwehr von Krankheitserregern. Aber es hat noch weitere Aufgaben. Zum Beispiel ist es Voraussetzung, um Eisen und Folsäure aus der Nahrung aufzunehmen und im Körper zu verwerten, zwei Stoffe, die der Organismus wie Vitamin B_{12} zur Bildung der roten Blutkörperchen benötigt. Vitamin-C-Mangel bedeutet also auch Blutarmut und die daraus resultierenden Folgen. Dem nicht genug, auch das körpereigene Bindegewebe braucht für seinen Aufbau Vitamin C. Mit ihm werden Gerüsteiweiße, so genannte Kollagene, gebildet, die Hauptbestandteile des Bindegewebes, das im Körper eine stützende Funktion hat. Kollagene sind auch in der Knochensubstanz enthalten. Vitamin-C-Mangel äußert sich in verstärkter Müdigkeit, verminderter Widerstandskraft gegen Infektionen, verzögerter Wundheilung, Knochenschwund, Zahnfleischblutungen (früher kannte man noch Skorbut als Vitamin-C-Mangelkrankheit). Rauchen und Alkoholmissbrauch, Stress, die Einnahme von Acetylsalicylsäure (Aspirin), Glykokortikoiden (gegen Entzündungen), Appetitzüglern oder der „Pille“ führen zu erhöhtem Vitamin-C-Bedarf bzw. beeinträchtigen die Vitaminverwertung im Körper. Essen Sie viel Obst und Gemüse, Zitrus- und Beerenfrüchte (Sanddorn hat den höchsten Vitamin-C-Gehalt), Paprika und frische Küchenkräuter. Pro Tag brauchen Sie etwa 75 mg Vitamin C, bei obigen Risikofaktoren mehr.

Vitamin E oder Tocopherol

Vitamin E ist – wie in bestimmtem Maße auch Vitamin C – ein so genanntes Antioxidans. Es schützt bestimmte Fettsäuren und die Zellen im Körper vor der Zerstörung durch die „freien Radikale“, besondere Formen des Sauerstoffs, die wir mit jedem Atemzug, aber auch durch Rauchen, Röntgenstrahlen und UV-Licht in uns aufnehmen. Die Wirkungsweise der freien Radikale wird auch als Oxidation bezeichnet, daher der Name Antioxidans. Diese aggressiven Sauerstoffteilchen können die Zellen bis hin zur Erbgutveränderung schädigen, was schwer wiegende Krankheiten wie Arteriosklerose, Herz-Kreislauf-Schäden, Gelenkentzündungen, Gedächtnisschwäche und zuweilen auch Krebs zur Folge haben kann. Die freien Radikale sind außerdem für die Alterungsprozesse im Körper, besonders von Gehirn, Nerven und Haut verantwortlich. Das Vitamin E behindert nun nachhaltig die Arbeit der freien Radikale. Es ist somit im Besonderen wirksam bei der guten Durchblutung der Haut und ihrer Versorgung mit Nährstoffen, dient einem gut funktionierenden Gehirn und Nervensystem und im Allgemeinen der Gesunderhaltung der Körperzellen. Der tägliche Bedarf eines Erwachsenen an Vitamin E liegt bei 12 mg. Keimöle, Margarine, Weizenkeime, Haferflocken, Eier, aber auch Vollkornprodukte und grünes Gemüse sind besonders Vitamin-E-haltig.

W

Warzen

Als Warzen werden Hautveränderungen bezeichnet, die harmlos sind und zu einer Braunverfärbung der Haut führen. Warzen werden durch einen Virus übertragen, der bei geschwächtem Immunsystem zur Ausbildung dieser von stecknadelkopf- bis haselnussgroßen Wucherungen führen. Warzen können nach einer Behandlung zum Beispiel mit Apfelessig vergleichsweise leicht verschwinden, man ist dann aber nicht davor sicher, dass sie auf Dauer fernbleiben.

Behandlung mit Apfelessig
Nehmen Sie

1 EL Salz
1 EL Zitronensaft
3 EL Apfelessig

Mischen Sie die Zutaten. Tauchen Sie einen Wattebausch in die Flüssigkeit, drücken ihn leicht aus und befestigen ihn mit einem Pflaster auf der Warze. Die umliegende Haut sollte möglichst nicht von der Essiglösung benetzt werden. Führen Sie diese Behandlung mehrere Tage hintereinander durch. Am besten lassen Sie sie über Nacht einwirken. Dann müsste sich die Warze entfernen lassen.

Waschen

Auch beim Wäschewaschen leistet Apfelessig der fleißigen Hausfrau treue Dienste.

Waschmittel sparen
Sie sparen Waschmittel, wenn Sie stark verschmutze Wäsche vor dem Waschen mit Apfelessig-Wasser einsprühen und dies über Nacht einwirken lassen.

Schweißränder
Wäschestücke, die Schweißränder aufweisen, weichen Sie über Nacht in Essigwasser ein, die Ränder verschwinden. Dann das Kleidungsstück einfach auswaschen.

Babywindeln
Textil-Babywindeln waschen Sie mit einer Lauge aus Kernseife, in die Sie einige Tropfen Apfelessig geben. So gewaschene Windeln schonen den Babypopo, sodass er nicht so leicht wund wird. Auch für Babys geeignet, die empfindliche Haut haben.

Wasserränder
Wasser- und Schneeränder an Schuhen entfernen Sie mit Apfelessig mühelos. Mischen Sie Apfelessig und Wasser zu gleichen Teilen und reiben Sie die Schuhe damit ab. Die Ränder sind nach dem Trocknen weg.

Wetterfühligkeit

Die Empfindlichkeit gegenüber Wetterumschwüngen und besonderen Wetterlagen ist unterschiedlich ausgeprägt. Manche Menschen reagieren darauf mit Kopfschmerzen, Unwohlsein und auch depressiven Verstimmungen.
Auch hier hat Apfelessig schon zu Besserungen geführt.

Behandlung mit Apfelessig
Trinken Sie regelmäßig mehrmals täglich ein Glas Apfelessig-Honig-Getränk in kleinen Schlucken.

2 TL Apfelessig
2 TL Honig
0,2 l Wasser

Die Vitalstoffe im Apfelessig bauen den Organismus auf und mobilisieren die Lebensgeister.

Wunden

Wunden kann man sich bei vielen Gelegenheiten zuziehen, bei der Arbeit genauso wie im Haushalt oder in der Freizeit. Mit einer tiefen, klaffenden, stark blutenden Wunde müssen Sie sofort zum Arzt zur Versorgung. Handelt es sich jedoch nur um eine Schürf-, Platz- oder kleinere Schnittwunde, können Sie sie getrost mit dem bewährten Hausmittel Apfelessig versorgen. Denn erstens desinfiziert der Apfelessig die Wunde und fördert zweitens die Blutgerinnung.

Behandlung mit Apfelessig
Tränken Sie ein steriles Mulltuch mit Apfelessig und reinigen Sie die Wunde vorsichtig damit, bevor Sie sie mit Pflaster oder Verband versorgen.
Blutende Wunden erhalten eine saubere Apfelessig-Kompresse, die mit einem einfachen Mullverband befestigt werden kann.
Entzündungshemmend wirkt auch Johanniskraut, das in Verbindung mit Apfelessig – beachten Sie das folgende Rezept – hervorragend zur Wundversorgung geeignet ist. Wie man Johnniskrautessig herstellt, erfahren Sie unter „J".

Nehmen Sie

1/2 Tasse Johanniskrautessig
1/2 Tasse Wasser

Tränken Sie eine Mullkompresse darin, wringen sie aus und drücken die Kompresse für etwa zehn Minuten auf die Wunde.
Vor und nach einer Operation können Sie zur Förderung von Blutgerinnung und Wundheilung täglich dreimal das Apfelessig-Honig-Getränk zu sich nehmen.
Mischen Sie

3 TL Apfelessig
2 TL Honig
0,2 l stilles Mineralwasser

Trinken sie die Lösung schluckweise.

Wund liegen (Dekubitus)

Von Wund liegen spricht man, wenn sich durch längeres Liegen betroffene Hautstellen entzünden. Dies kommt oft bei Kranken vor. Dabei wird das Gewebe, auf dem der Kranke liegt, von der Sauerstoffzufuhr abgeschnitten, und dadurch können im Schweiß enthaltene Partikel es angreifen und zersetzen. In schweren Fällen entstehen schmerzhafte Geschwüre. Zuallererst sollte die Ernährung auf Rohkost umgestellt werden.
Zur Behandlung der bereits entzündeten Stellen empfiehlt sich Apfelessig durch seine schweißhemmende und stoffwechselanregende Wirkung.

Behandlung mit Apfelessig
Bereiten Sie einen Ringelblumenaufguss zu.

2 TL Ringelblumenblätter
2 Tassen Apfelessig

Mischen Sie beides und lassen Sie es eine Woche ziehen. Dann die Blätter abseihen und die betroffenen Körperstellen täglich mit dem Aufguss abreiben.
Zusätzlich legen Sie Apfelessig-Kompressen auf die entzündeten Stellen. Dazu brauchen Sie Apfelessig-Wasser (Verhältnis 1:1) und ein Baumwolltuch.
Tränken Sie das Tuch mit der Mischung und legen es auf die wunden Stellen. Sie werden schon bald bemerken, dass der Apfelessig und die Ringelblumen ihre heilenden Kräfte entfalten. Bereits Pfarrer Kneipp setzte die Ringelblume erfolgreich bei der Behandlung von

Geschwüren ein. Der Apfelessig dämmt die Entzündungen ein.
Der Vorteil eines Wickels gegenüber dem Auftragen von Salbe auf offene Stellen liegt darin, dass die Wunde von außen mehr Sauerstoff erhält und dadurch leichter trocknen kann. Außerdem lässt sich die betreffende Stelle besser sauber halten. Der Wickel kann mehrmals täglich aufgelegt werden.

Innerlich kann mit dem Apfelessig-Honig-Getränk der Stoffwechsel angeregt werden.

2 TL Apfelessig
2 TL Honig
0,2 l Wasser

Mischen Sie die Zutaten und trinken Sie die Mischung dreimal täglich schluckweise.

Z

Zahnfleischentzündung

Wenn das Zahnfleisch entzündet ist, schmerzt es und zieht sich zurück, die Zähne haben so weniger Halt. Beim Zähneputzen blutet es, oft auch beim Kauen. Die desinfizierende Wirkung des Apfelessigs kann helfen.
Nehmen Sie

1 Tasse Apfelessig
1 Tasse Wasser

Mischen Sie Essig und Wasser und massieren Sie damit morgens und abends nach dem Zähneputzen Ihr Zahnfleisch. Außerdem sollten Sie nach jeder Mahlzeit Mundspülungen durchführen. Dazu geben Sie

1 TL Apfelessig in
1 Glas Wasser

Spülen Sie den Mund damit mehrmals täglich aus.

Zellulitis

Dieses Problem kennen viele – die berühmte Orangenhaut. Die Haut ist dabei mit vielen kleinen Eindellungen übersät und sieht tatsächlich wie die Haut einer Orange aus. Apfelessig kann diese Bindegewebsschwäche nicht heilen, aber Sie können mit ihm Schlimmeres verhindern.

Behandlung mit Apfelessig
Stellen Sie folgende Mischung her:

0,1 l Olivenöl, kalt gepresst
1 EL Apfelessig
10 g Hamamelis-Blätter
(aus der Apotheke)

Geben Sie alle drei Zutaten in einen Topf und kochen Sie die Mischung kurz auf. Dann den Topf vom Herd nehmen und den Inhalt abkühlen lassen. Dann ist die Mischung auch richtig durchgezogen. Nun seihen Sie die Hamamelisblätter durch ein Sieb ab und fertig ist das Anti-Zellulitis-Gel. Massieren Sie es in die Orangenhautstellen ein und lassen es etwa 10 Minuten einwirken. Dann mit lauwarmem Wasser abwaschen.

Zigarettenrauch

Ob Raucher oder Nichtraucher – kalter Zigarettenrauch im Zimmer, in den Polstermöbeln und Gardinen riecht keiner gern.
Das können Sie weitgehend verhindern, indem Sie eine Schale mit Apfelessig ins Zimmer stellen. Und siehe da: Der Essig neutralisiert den gesamten Zigarettengestank und die Luft wird wieder schön frisch und „rein".

Zoster siehe Gürtelrose

Rezepte mit Apfelessig

Dass Apfelessig nicht nur bei Heilanwendungen seinen Wert zeigt, beweist der folgende Teil. Generell ist Essig ja eine beliebte Zutat in der Küche, und man findet kaum eine Speise, die nicht mit ihm veredelt werden kann. Auch auf diesem Gebiet nimmt der Apfelessig eine besondere Stellung ein, denn trotz seines eher milden Geschmacks ist er doch in der Lage, ein Gericht in ganz eigener Weise zu prägen. Ob Salat, Sauce oder Braten, man wird immer die Note erkennen, die vom Apfelessig stammt und das Gericht ideal abrundet. Zudem hat Essig neben seinen geschmacklichen Qualitäten auch ausgesprochen praktische Eigenschaften, was seine chemische Wirkungsweise betrifft: wenn man Fleisch und Fisch in Essig für einige Stunden mariniert, verkürzt sich die Garzeit.

Die Rezepte wurden nach folgenden Speisegruppen geordnet und auch in dieser Reihenfolge in das Buch aufgenommen:
Drinks
Salate
Suppen
Saucen
Gemüse, Reis und Nudeln
Fleisch
Geflügel
Fisch
Eingemachtes und Eingelegtes

Abkürzungen der Maßeinheiten sind auf Seite 9 aufgelistet.

Guten Appetit!

Bananen-Zimt-Drink

Zutaten für 2 Personen

4 Bananen

3 Orangen

2 EL Zitronensaft

1 TL Apfelessig

1 Msp. Zimt

1. Die Bananen und die Orangen schälen, klein schneiden und dann pürieren.
2. Die restlichen Zutaten zu dem Saft geben und gut durchmischen.

Mit diesem schmackhaften Drink führen Sie Ihrem Körper viel Kalium und Vitamin C zu. Stoffwechsel und Immunkräfte werden angeregt und unterstützt.

Essig-Auge

Zutaten für 1 Cocktailglas

1 TL Olivenöl

2 Spritzer Tabasco

Salz

Pfeffer

Paprikapulver

2 EL Apfelessig

1 Eigelb

1. Alle Zutaten bis auf das Eigelb in ein Glas geben.
2. Eigelb auf die Mischung geben.
3. Mit Paprikapulver einfärben.

Dieser Drink ist eine Abwandlung des Klassikers Prairie Oyster und hilft gegen den Kater nach einer heftig durchzechten Nacht.

Fitnessdrink

Zutaten für 2 Personen

1/2 Apfel

150 g gekochte Rote Bete

1 TL Zwiebelwürfel

1 Msp. geriebener Meerrettich

1 EL Apfelessig

250 ml kalte Buttermilch

Salz

Pfeffer

1. Apfel schälen, Kerngehäuse entfernen und das Fruchtfleisch grob zerkleinern. Die Rote Bete klein schneiden.
2. Apfelstücke, Rote Bete, Zwiebelwürfel und Apfelessig pürieren.
3. Die Buttermilch dazugeben und nochmals gut durchmischen.
4. Mit Salz und Pfeffer abschmecken und anschließend in zwei Gläser füllen.

Tomaten-Gurken-Cocktail

Zutaten für 2–3 Personen

500 g reife Tomaten
1/2 Salatgurke
Saft einer Zitrone
1 EL Tomatenmark
4 gehackte Frühlingszwiebeln
2 EL Apfelessig
300 ml Hühnerbrühe
gehackte Minze
Salz
Pfeffer

1. Die Tomaten enthäuten, die Stielansätze entfernen. Die Salatgurke schälen, klein schneiden und mit den übrigen Zutaten außer den Gewürzen pürieren.
2. Den Saft in eine Glaskanne füllen und mit Pfeffer, Salz und Minze abschmecken. Nicht zu viel Salz nehmen.
3. Vor dem Trinken den Cocktail im Kühlschrank noch ca. 2 Stunden kühlen.

Diese Mischung ist ein wahrer Vitamin- und Mineralstoffdrink. Nicht nur die Abwehrkräfte werden gestärkt, sondern auch der Stoffwechsel angeregt. Der Cocktail ist absolut kalorienarm.

Kefir-Apfel-Cocktail

Zutaten für eine Person

1 süßer Apfel
20 g Walnusskerne
1 Becher Kefir
1 TL Apfelessig
Salz
Pfeffer
Zimt
Zitronensaft

1. Den Apfel schälen, das Kerngehäuse entfernen und das Fruchtfleisch in kleine Würfel schneiden. Dann pürieren.
2. Die Walnusskerne klein hacken und zum Apfelpüree geben.
3. Den Kefir über Apfel und Nüsse gießen, den Apfelessig dazugeben und nach Geschmack würzen.
4. Alles gründlich verrühren.
5. Am Schluss den Cocktail noch mit Zitronensaft abschmecken.

Der eisgekühlte Kefir-Apfel-Cocktail schmeckt an heißen Sommertagen herrlich erfrischend.

Bauernsalat

Zutaten für 2 Personen

1/2 Eisbergsalat
5 Tomaten
1/2 Schlangengurke
1 rote Paprikaschote
200 g Schafskäse
1 Gemüsezwiebel
1 EL Basilikum, gehackt
1 EL Oregano, gehackt
1 EL Petersilie, gehackt
3 EL Apfelessig
3 EL Olivenöl
Salz
Pfeffer

1. Den Salat waschen, trockenschleudern und in Streifen schneiden. Die Tomaten waschen und achteln. Dabei die Stielansätze entfernen. Die Gurke schälen und in Würfel schneiden. Die Paprikaschote waschen, halbieren, die Kerne entfernen und ebenfalls würfeln.
2. Den Schafskäse in kleine Würfel schneiden.
3. Alle Salatzutaten in eine Schüssel geben und gut vermischen.
4. Die Zwiebel schälen, in Ringe schneiden und zum Salat geben.
5. Aus gehackten Kräutern, Essig, Öl, Salz und Pfeffer eine Salatmarinade herstellen und über den Salat gießen.

Kartoffelsalat mit Kräutern und Zucchini

Zutaten für 2 Personen

150 g Zucchini
250 g fest kochende Kartoffeln
2 EL Apfelessig
1 TL mittelscharfer Senf
Salz
Pfeffer
1 gehackte Knoblauchzehe
1 TL gehackte Petersilie
1/2 TL Oregano
2 EL Olivenöl

1. Zucchini waschen, in Scheiben schneiden und in Salzwasser bissfest garen. Dann herausnehmen und abtropfen lassen.
2. Die Kartoffeln gründlich waschen, gar kochen, abgießen, schälen und in kleine Stücke schneiden.
3. Apfelessig und Senf vermischen, Salz, Pfeffer, Knoblauch, Petersilie und Oregano dazugeben und alles gut miteinander verühren. Zum Schluss das Öl sorgfältig unter die Sauce mischen.
4. Zucchini und Kartoffeln in eine Schüssel geben und die Salatsauce darüber geben. Die Zutaten gut vermengen und den Kartoffelsalat noch warm servieren.

Birnensalat mit Roquefort

Zutaten für 4 Personen

250 g Karotten
200 g schwarzer Winterrettich
1/2 Bund Schnittlauch
5 EL Apfelessig
Salz
weißer Pfeffer
4 EL Öl
1/2 kleiner Kopf Endiviensalat
500 g Birnen
100 g Roquefort

1. Karotten waschen, schälen und mit einem Sparschäler in lange dünne Scheiben schneiden. Den Rettich ebenfalls putzen, schälen, waschen und in dünne Scheiben hobeln.

2. Karotten- und Rettichscheiben in eine Schüssel geben. Den Schnittlauch verlesen, waschen und anschließend in feine Röllchen schneiden.

3. Für die Sauce Schnittlauchröllchen, Essig, Salz und Pfeffer miteinander verrühren. Das Öl langsam dazugeben und die Sauce gut verrühren. Die Sauce über das Gemüse geben. Alles sehr gründlich vermengen und kurz durchziehen lassen.

4. Den Endiviensalat putzen, waschen, trockenschleudern und in mundgerechte Stücke reißen. Die Birnen waschen, trockentupfen, vierteln, vom Kerngehäuse befreien und dann in möglichst dünne Spalten schneiden.

5. Birnen, Endivienblätter und mariniertes Gemüse sorgfältig miteinander mischen und das Ganze dekorativ in einer Salatschüssel anrichten.

6. Den Roquefort würfeln und zum Schluss gut verteilt über den Salat streuen.

Leckerer Krautsalat mit Apfelessig

Zutaten für 2 Personen

1 kleiner Kopf Weißkraut
1 Karotte
1/2 Becher Schmand
1 EL Majonäse
3 EL Apfelessig
1 EL Zucker
1/2 TL Salz
weißer Pfeffer

1. Das Weißkraut waschen, abtropfen lassen und fein hobeln. Den Strunk dabei herausschneiden. Die Karotte waschen, raspeln und mit dem Kraut vermischen.
2. Aus Schmand, Majonäse, Apfelessig, Zucker, Salz und Pfeffer eine Salatsauce zubereiten und über das Kraut geben.
3. Alles noch einmal gut (am besten mit den Händen) durchkneten, damit das Kraut Geschmack annimmt. Den Salat vor dem Servieren noch etwa 30 Minuten durchziehen lassen.

Zucchinisalat

Zutaten für 2 Personen

2 Eier
1 mittelgroße Zucchini
2 Tomaten
100 g Naturjogurt
1 TL Senf
2 EL Apfelessig
2 EL Distelöl
Salz
Pfeffer
1 EL gehackte Kräuter (Petersilie, Schnittlauch, Basilikum, Kerbel)

1. Die Eier hart kochen, abschrecken, pellen und in Scheiben schneiden.
2. Zucchini waschen und in feine Scheiben schneiden. Tomaten enthäuten, Stielansätze entfernen und das Fruchtfleisch in Scheiben schneiden.
3. Die Ei-, Zucchini- und Tomatenscheiben abwechselnd auf eine Platte legen.
4. Für das Dressing den Jogurt mit dem Senf, Apfelessig, Distelöl, Salz und Pfeffer verrühren. Das Dressing über die Salatzutaten geben und mit den Kräutern bestreuen.

Grüne Bohnensuppe

Zutaten für 4 Personen

200 g durchwachsener Räucherspeck
2 EL Öl
3 Zwiebeln
1 EL Apfelessig
500 g Kartoffeln
750 g grüne Bohnen
100 g frisches Bohnenkraut
1 l Gemüsebrühe
1 TL Estragon
Salz
Pfeffer
100 ml trockener Weißwein
3 EL geriebener Emmentaler

1. Den Speck in kleine Würfel schneiden und in dem heißen Öl scharf anbraten.
2. Die Zwiebeln schälen, würfeln und mit dem Essig zum Speck geben. Dann glasig dünsten lassen.
3. Kartoffeln waschen, schälen und in Würfel schneiden. Bohnen putzen, waschen und halbieren. Bohnenkraut waschen. Alles in der Brühe ca. 15 Minuten garen. Dann Speck und Zwiebeln dazugeben. Die Gewürze in die Suppe geben und sie anschließend weitere 5 bis 10 Minuten garen.
4. Die Bohnensuppe mit dem Wein abschmecken und zum Schluss den Käse darüber streuen.

Grünkernsuppe mit Apfel und Linsen

Zutaten für 2–3 Personen

40 g Grünkernschrot
2 EL Linsen
300 g Zucchini
1 großer Apfel
Lorbeerblatt
1 TL Majoran
Apfelessig
1 unbehandelte Zitrone
2 EL saure Sahne
Currypulver
Salz
schwarzer Pfeffer

1. Den Grünkernschrot und die Linsen mit einem Dreiviertelliter Wasser etwa 15 Minuten bei geringer Hitze kochen lassen.
2. Die Zucchini putzen, waschen und in Würfel schneiden. Apfel schälen, Kerngehäuse entfernen und das Fruchtfleisch ebenfalls würfeln. Beides mit dem Lorbeerblatt zu Grünkern und Linsen geben.
3. Die Suppe weitere 15 Minuten köcheln lassen, dann mit Majoran und Apfelessig abschmecken.
4. Zitrone waschen und etwas Schale abreiben. Saure Sahne mit Curry, Zitronenschale und Salz verrühren, Suppe damit binden.

Kürbissuppe mit Tofu

Zutaten für 2 Personen

2 Zwiebeln
1 Knoblauchzehe
1 EL Öl
400 g Kürbisfleisch
200 g Kartoffeln
1/2 l Gemüsebrühe
1 Zweig Thymian
2 EL Apfelessig
1 Pr. Pimentpulver
1 Apfel
50 g Tofu
1 EL Walnussöl

1. Zwiebeln und Knoblauchzehe schälen und dann in feine Würfel schneiden.
2. Das Öl in einem Topf erhitzen und Zwiebeln- bzw. Knoblauchwürfel darin anbraten.
3. Kürbis und Kartoffeln schälen und in große Würfel schneiden. Dann in den Topf geben und kurz mitdünsten.
4. Das Gemüse mit der Gemüsebrühe ablöschen, dann Thymian, Apfelessig und Pimentpulver dazugeben. Das Ganze bei mittlerer Hitze zugedeckt etwa 30 Minuten schmoren lassen.
5. Den Apfel waschen, schälen, Kerngehäuse entfernen und das Fruchtfleisch klein würfeln. Apfelwürfel zur Suppe geben und die letzten fünf Minuten mitschmoren.
6. Den Tofu ebenfalls in kleine Würfel schneiden und im heißen Walnussöl knusprig anbraten.
7. Anschließend den Thymianzweig aus der Suppe nehmen, den Rest pürieren und auf die Teller verteilen. Zum Schluss die Tofuwürfel darüber streuen.

Diätsuppe

Zutaten für 1 Person

1 Zwiebel
1 Möhre
1/2 Stange Lauch
1/2 Sellerieknolle
1 EL Öl
Pfeffer, Salz
0,2 l magere Brühe
3 EL Apfelessig

1. Gemüse waschen und in kleine Würfel schneiden.
2. Öl in einem Topf erhitzen und Gemüse darin leicht anbraten.
3. Wenn das Gemüse Farbe angenommen hat, Brühe und Apfelessig aufgießen. Kurz aufkochen.
4. Mit Pfeffer und Salz abschmecken und auf niedriger Stufe so lange weiterköcheln lassen, bis das Gemüse weich ist.

Rotkrautsuppe

Zutaten für 2 Personen
200 g frisches Rotkraut
1 großer Apfel
1 Zwiebel
4 Nelken
200 ml Apfelsaft
1 Zucchini
2 Frühlingszwiebeln
2 Kartoffeln
1 EL Vollkorngrieß
Salz
100 g Mascarpone oder Frischkäse
2 TL Senf
2 EL Apfelessig
schwarzer Pfeffer

1. Das Rotkraut waschen und fein hobeln. Den Apfel schälen, das Kerngehäuse entfernen und das Fruchtfleisch in feine Scheiben schneiden. Die Zwiebel schälen und mit den Nelken spicken.

2. Kraut, Apfel und Zwiebel in einen Topf geben und mit dem Apfelsaft und einem halben Liter Wasser aufkochen. Dann fünf Minuten köcheln lassen.

3. Die Zucchini putzen, waschen und grob raspeln. Die Frühlingszwiebeln waschen und in feine Ringe schneiden. Die Kartoffeln schälen und in Würfel schneiden.

4. Das Gemüse mit dem Grieß und etwas Salz zum Kraut geben und weitere zehn Minuten mitköcheln.

5. Den Mascarpone (oder Frischkäse) mit Senf und Apfelessig glatt rühren.

6. Die Suppe vom Herd nehmen und den Mascarpone untermischen (zwei Esslöffel davon übrig behalten). Dann mit Salz und Pfeffer abschmecken. Auf zwei Teller verteilen und mit dem restlichen Mascarpone verzieren.

Pikante Fischsuppe

Zutaten für 2 Personen

1 Knoblauchzehe
1 EL Sonnenblumenöl
1/2 TL Paprikapulver edelsüß
1 Zwiebel
300 g Kartoffeln
1/2 rote Paprika
1 Karotte
1 Msp. Oregano
1 Zweig Petersilie
1 Lorbeerblatt
3 EL Apfelessig
400 g Rotbarschfilet

1. Die Knoblauchzehe schälen, aber ganz lassen. Dann in dem erhitzten Öl leicht anbraten. Herausnehmen und das Paprikapulver in das Öl geben.
2. Die Zwiebel schälen und fein hacken. In das Paprikaöl geben und glasig dünsten.
3. Die Kartoffeln waschen, schälen und klein schneiden. Paprika putzen, waschen und in Streifen, die Karotte waschen, schälen und in Scheiben schneiden.
4. Die Kartoffeln und das Gemüse zu den Zwiebeln geben und Oregano, Petersilie und Lorbeerblatt hinzufügen. Alles zwei Minuten mitdünsten, dann einen halben Liter Wasser und den Apfelessig dazugeben. Die Mischung nun etwa 10 Minuten bei geringer Hitze und geschlossenem Topf garen.
5. Die Fischfilets waschen, trockentupfen und in mundgerechte Stücke schneiden. Den Fisch zum Gemüse geben und weitere 10 Minuten mitdünsten.
6. Vor dem Servieren Petersilienzweig und Lorbeerblatt unbedingt herausnehmen.

Salsa verde (Grüne Sauce)

Zutaten für 1 Gläschen

1 Bund Petersilie
3 Sardellenfilets
1 saure Gurke
1 Kartoffel
1 Knoblauchzehe
1 Schalotte
1 EL Olivenöl
1 EL Apfelessig

1. Die Petersilie waschen, trockenschleudern und fein hacken. Die Sardellenfilets in feine Streifen schneiden, die saure Gurke klein hacken.
2. Die Kartoffel gar kochen, schälen und pürieren. Die Knoblauchzehe und die Schalotte schälen und in sehr feine Würfel schneiden.
3. Alle Zutaten mit Olivenöl und Apfelessig verrühren. Die grüne Sauce schmeckt zu gekochtem Rindfleisch, Grillgut und gekochten Eiern.

Selbst gemachte Majonäse

Zutaten für 1 Gläschen

1 Eigelb
1/2 TL Senf
1/2 TL Salz
1 Pr. Zucker
1 TL Apfelessig
1/8 l Öl

1. Alle Zutaten bis auf das Öl in einen Becher geben und mit dem Handmixer gut verrühren. Die Zutaten sollten alle etwa die gleiche Temperatur haben.
2. Das Öl unter ständigem Rühren tropfenweise in die Masse laufen lassen und weiterrühren, bis eine cremige Majonäse entstanden ist. Eventuell noch einmal abschmecken.

Selbst gemachter Senf

Zutaten für 2–3 Gläschen
100 g gelbe und
50 g schwarze Senfsamen
250 ml Apfelessig
2 TL Meersalz
1 TL Currypulver
1 Prise Chilipulver
frisch gemahlener schwarzer Pfeffer
90 g brauner Zucker
einige Tropfen Olivenöl

1. Kochen Sie die Senfkörner mit Essig, Salz, den Gewürzen und dem Zucker ca. 10 Minuten, bis die Flüssigkeit etwas eingekocht ist.
2. Dann die Masse pürieren. Zum Schluss das Olivenöl unterrühren. Den Senf in Gläser füllen.

Wenn Sie groben Senf bevorzugen, pürieren Sie die Grundmasse nicht zu lange und geben Sie leicht angestoßene ganze Senfkörner dazu.

Gurke mit Staudensellerie und Kräuterdip

Zutaten für 2 Personen
250 g Magerquark
1 EL Milch
1 TL Tomatenmark
1 EL Apfelessig
1 TL Honig
Salz
Pfeffer
1 EL Basilikum, gehackt
1 EL Oregano, gehackt, oder
1 TL getrockneter Oregano
200 g Salatgurken
200 g Staudensellerie

1. Den Quark mit der Milch, dem Tomatenmark, dem Apfelessig und dem Honig glatt rühren.
2. Dann den Quark mit Salz und Pfeffer würzig abschmecken und die Kräuter unterrühren.
3. Die Gurke und den Sellerie waschen, schälen bzw. putzen und in etwa 5 cm lange Stifte schneiden.
4. Den Quarkdip in einer Schale anrichten und das Gemüse ebenfalls dazureichen.

Gefüllte Tomaten

Zutaten für 2 Personen

4 Tomaten
1 Knoblauchzehe
1 TL Schnittlauchröllchen
2 TL Weißwein
1 TL Apfelessig
1 TL Sonnenblumenöl
Salz
Pfeffer
30 g geriebener Emmentaler

1. Die Tomaten waschen, den oberen Teil abschneiden, dabei Stielansatz entfernen. Das Fruchtfleisch vorsichtig mit einem Löffel herauslösen und aufbewahren.
2. Die Knoblauchzehe schälen und durch die Knoblauchpresse drücken.
3. Den Backofen auf 180 °C (Gas: Stufe 2) vorheizen. Das Tomatenfruchtfleisch mit Knoblauch, Schnittlauchröllchen, Weißwein, Apfelessig und Öl vermischen und mit Salz und Pfeffer würzen. Die Mischung in die Tomaten geben.
4. Die gefüllten Tomaten in eine gefettete Auflaufform setzen und etwa 10 Minuten backen, dann den Käse darüber streuen und weiterbacken, bis er geschmolzen ist.

Chinesische Reispfanne

Zutaten für 2 Personen

125 g Reis
Salz
125 g Sojabohnenkeimlinge
1 kleine rote Paprikaschote
1 dünne Stange Lauch
100 g Bambussprossen (Dose)
200 g Hähnchenbrustfilet
2 EL Sesamöl
2 EL Cashewkerne
2 EL Sojasauce
2 EL Hühnerbrühe
2 EL Apfelessig
chinesische Gewürzmischung

1. Den Reis waschen, abtropfen lassen und in ca. 1/4 l Salzwasser bissfest garen. Dann warm stellen.
2. Die Sojabohnenkeimlinge waschen und abtropfen lassen. Die Paprikaschote putzen, waschen und in feine Streifen schneiden. Lauch putzen, gründlich waschen und in dünne Ringe schneiden.
3. Die Bambussprossen abspülen, abtropfen lassen und eventuell noch etwas feiner schneiden.
4. Das Hähnchenfleisch waschen, abtrocknen und ebenfalls in feine Streifen schneiden.
5. Das Sesamöl in einer Pfanne (oder einem Wok) erhitzen und das Hähnchenfleisch darin unter Rüh-

ren anbraten. Die Cashewkerne dazugeben und mitbraten.

6. Das Gemüse in die Pfanne geben und ca. 5 Minuten mitdünsten. Zwischendurch mehrmals umrühren.

7. Anschließend Sojasauce, Hühnerbrühe und Apfelessig dazugeben und den Reis unterheben. Mit der chinesischen Gewürzmischung pikant abschmecken.

Makkaroni mit Fenchel-Zwiebel-Gemüse

Zutaten für 2 Personen

120 g Makkaroni
Salz
2 Fenchelknollen
3 Zwiebeln
2 EL Olivenöl
2 EL gehackte Petersilie
Cayennepfeffer
Paprikapulver, edelsüß
2 EL Apfelessig
3 EL Doppelrahmfrischkäse mit Kräutern
Kräutersalz
2 EL Schnittlauchröllchen

1. Die Nudeln in reichlich Salzwasser bissfest garen.

2. Den Fenchel putzen, waschen, der Länge nach halbieren und in Streifen schneiden. Die Zwiebeln schälen und in Achtel schneiden.

3. Das Olivenöl in einem Topf erhitzen und die Zwiebeln darin glasig andünsten. Fenchel und Petersilie hinzufügen und alles gut verrühren. Mit Cayennepfeffer und Paprikapulver abschmecken.

4. Das Gemüse zugedeckt etwa 10 Minuten garen lassen, anschließend den Apfelessig und den Frischkäse darunterrühren. Die Mischung mit Kräutersalz abschmecken.

5. Die Nudeln abtropfen lassen und auf zwei Tellern verteilen. Das Gemüse darüber verteilen und mit Schnittlauchröllchen bestreuen.

Wenn Sie das Rezept variieren wollen, lassen Sie den Frischkäse einfach weg und rühren Sie, um den Gemüsesaft zu binden, am Schluss ein Eigelb unter. Dafür aber den Topf vom Feuer nehmen. Statt Schnittlauchröllchen können Sie auch frisch geriebenen Parmesan oder Pecorino darüber streuen.

Tagliatelle mit Sauce von roten Zwiebeln

Zutaten für 2 Personen
200 g Tagliatelle
2 rote Zwiebeln
2 EL Olivenöl
Salz
Pfeffer
1 TL Zucker
3 EL Apfelessig
2 EL Orangensaft
2 EL Rotwein
1 Pr. Cayennepfeffer
2 EL geriebener Parmesan

1. Die Tagliatelle in kochendem Salzwasser bissfest garen. Abschütten, abschrecken und warm stellen.
2. Die Zwiebeln schälen und im heißen Olivenöl glasig dünsten.
3. Salz, Pfeffer, Zucker, Apfelessig, Orangensaft und Rotwein dazugeben und alles bei mittlerer Hitze etwa 10 Minuten schmoren lassen. Die Sauce sollte dann etwas reduziert sein.
4. Nochmals mit Salz, Pfeffer und Cayennepfeffer abschmecken und über die Tagliatelle geben. Mit Käse bestreuen und servieren.

Spagetti mit Champagner-Essig-Sauce

Zutaten für 2 Personen
250 g Spagetti
1 ungespritzte Zitrone
1 ungespritzte Zwiebel
2 EL Sonnenblumenöl
2 EL Apfelessig
0,15 l Champagner oder Sekt
6 EL Sahne
Rosmarin
Salz
Pfeffer

1. Spagetti in Salzwasser garen.
2. Reichlich Schale von der Zitrone abreiben.
3. Zwiebel schälen und in kleine Würfel schneiden, dann im Öl andünsten.
4. Zitronenschale dazugeben, mitdünsten. Mit Essig und Champagner aufgießen und etwas einkochen lassen.
5. Sahne dazugeben, Sauce wieder etwas reduzieren. Nach Belieben Rosmarin dazugeben und mit Salz und Pfeffer abschmecken.
6. Spagetti abgießen, mit der Sauce mischen und sofort servieren.

Zwiebel-Paprika-Spieße

Zutaten für 2 Personen

8 Tiefseegarnelen
4 Kalbsmedaillons (à 50 g)
Salz
schwarzer Pfeffer
weißer Pfeffer
2 Zwiebeln
1 rote Paprikaschote
4–5 kleine Champignons
2 EL Chilisauce
1/2 TL Thymian
1/2 TL Oregano
1/2 TL Basilikum
2 EL Honig
2 EL Apfelessig
Knoblauchgranulat
1 EL Öl
2 Schaschlikspieße

1. Die Garnelen unter fließendem Wasser waschen und mit Küchenpapier abtrocknen. Die Kalbsmedaillons waschen, trockentupfen, salzen und pfeffern.

2. Die Zwiebeln schälen, achteln, die Paprikaschote waschen, putzen, entkernen und achteln. Die Pilze sehr vorsichtig waschen und trockenreiben, besser jedoch nur mit einem Pinsel reinigen. Dies verhindert, dass die Lamellen voll Wasser laufen und die Pilze deshalb matschig werden.

3. Alle Zutaten auf Schaschlikspieße stecken.

4. Die Chilisauce mit den Kräutern, Honig, Essig und Knoblauch verrühren.

5. Die Spieße auf dem Grill oder in der Pfanne im heißen Öl braten. Kurz vor Garende mit der Sauce bestreichen.

Dieses leichte Gericht ist als Vorspeise sehr geeignet. Mit Reis als Beilage kann man es jedoch auch zu einem besonderen Hauptgericht erweitern. Ein nicht zu trockener Weißwein ergänzt die geschmackliche Vielfalt ideal.

Schweinefilet auf Endivie

Zutaten für 2 Personen
1 Kopf Endiviensalat
1 Zwiebel
300 g Schweinefilet
Salz
Pfeffer
300 g Kartoffeln
1 EL Apfelessig
2 EL Butter
2 EL geriebener Parmesankäse
1 EL gehackte Petersilie

1. Den Salat putzen, waschen und in feine Streifen schneiden. Die Zwiebel schälen und fein würfeln.
2. Das Fleisch waschen, trockentupfen und in ca. 2 cm dicke Scheiben schneiden, mit Salz und Pfeffer würzen.
3. Die Kartoffeln waschen, schälen und in wenig Salzwasser garen. Danach in mundgerechte Würfel schneiden.
4. Endivienstreifen und Zwiebelwürfel mit zwei Esslöffeln Wasser und dem Apfelessig in einen Topf geben, würzen und zum Schluss die Butter in Flöckchen darüber verteilen. Das Gemüse zugedeckt bei mittlerer Hitze kurz dämpfen. Anbrennen vermeiden!
5. Das Fleisch auf das Gemüse legen und mit dem Käse bestreuen. Alles noch weitere 10 Minuten dämpfen.
6. Endivien, Schweinefilet und Kartoffeln auf zwei Tellern anrichten und reichlich mit Petersilie bestreut servieren.

Hierzu passt ein leichter italienischer Rotwein sehr gut.

Schweinekoteletts mit süßsaurer Sauce

Zutaten für 2 Personen

2 Schweinekoteletts
Salz
weißer Pfeffer
etwas Mehl
2 EL Sonnenblumenöl
1 Zwiebel
200 g säuerliche Äpfel
1/2 Gewürzgurke
Zitronensaft
2 EL Apfelessig
10 g Butter
1 EL Stachelbeerkonfitüre
1 TL Honig
1 TL Instant-Bratensaft

1. Die Koteletts waschen, trockentupfen, mit Salz und Pfeffer einreiben und in Mehl wenden. Im heißen Öl braten, dann herausnehmen und warm stellen.

2. Die Zwiebel schälen und klein schneiden, die Äpfel schälen, das Kerngehäuse entfernen und das Fruchtfleisch bis auf einen Apfel in kleine Würfel schneiden. Die Gewürzgurke ebenfalls klein schneiden. Den zurückbehaltenen Apfel mit Zitronensaft beträufeln, damit er nicht braun wird.

3. Zwiebeln und Äpfel im Bratfett anschmoren, dann die Gewürzgurke und den Essig dazugeben. Alles ca. 3 Minuten kochen lassen.

4. Inzwischen den zurückbehaltenen Apfel in Scheiben schneiden und in der Butter anbraten. Warm stellen.

5. Stachelbeerkonfitüre, Honig und Bratensaft zur Sauce geben, alles gut verrühren und mit Gewürzen nach Wahl abschmecken.

6. Die Koteletts auf zwei Tellern anrichten, mit den Apfelscheiben garnieren und dazu die Sauce separat servieren.

Leber in Essig-Honig-Sauce

Zutaten für 2 Personen

300 g Schweineleber
150 g kleine Zwiebeln
15 g Butter
1/2 EL Mehl
Salz
Pfeffer
1 1/2 EL Apfelessig
3 EL Honig

1. Die Leber waschen, säubern und in mundgerechte Stücke schneiden. Die Zwiebeln schälen.
2. Die Butter in einer Pfanne erhitzen und die Zwiebeln darin anbraten. Sie sollten noch bissfest sein.
3. Das Mehl auf einen Teller schütten. Salz und Pfeffer darunter rühren. Die Leberstücke im Mehl wälzen und zu den Zwiebeln in die Pfanne geben.
4. Die Leberstücke etwa 10 Minuten garen, dann Essig und Honig dazugeben. Das Ganze umrühren und weitere drei Minuten köcheln lassen.

Zur Leber süßsauer schmeckt Vollkornreis oder frisches Baguette. Dazu Rotwein servieren.

Sauerbraten

Zutaten für 4 Personen

1 kg Rindfleisch (aus der Schulter)
1 Zwiebel
4 Pfefferkörner
2 Körner Nelkenpfeffer
1 Nelke
1 Lorbeerblatt
250 ml Apfelessig
50 g Butterschmalz
1 Scheibe Pumpernickel
Salz
Pfeffer
1 TL Speisestärke

1. Das Fleisch waschen und mit Küchenpapier trockenreiben. Die Zwiebel schälen und in Ringe schneiden.
2. Das Fleisch in eine große Glasschüssel legen, Zwiebelringe und Sauerbratengewürze dazulegen. Den Essig mit 250 Millilitern Wasser verdünnen und über das Fleisch gießen. Es sollte vollständig bedeckt sein. Die Schüssel zugedeckt an einem kühlen Ort 3–4 Tage stehen lassen.
3. Nach der Marinierzeit das Fleisch aus dem Gefäß nehmen und gut abtrocknen. Das Fett in einem Bratentopf erhitzen und das Fleisch darin von allen Seiten kross anbraten.

4. Einen Viertelliter Marinade darüber gießen, das Pumpernickel dazugeben und den Braten 1 1/2 bis 2 Stunden bei geschlossenem Topf schmoren lassen. Mittlere Hitze einstellen.

5. Den Braten aus dem Topf nehmen und warm stellen. Die Bratenflüssigkeit mit 200 Millilitern Marinade aufgießen und erhitzen. Dann durch ein Sieb gießen, mit Salz und Pfeffer abschmecken und mit der Speisestärke binden.

Hähnchenfilet mit Weißkraut

Zutaten für 2 Personen

2 Hähnchenfilets
Salz
Pfeffer
250 g Weißkraut
100 g blaue Weintrauben
1 Zwiebel
300 g kleine Kartoffeln
1 EL Speiseöl
1 EL Apfelessig
1/8 l Hühnerbrühe
2 Lorbeerblätter

1. Die Hähnchenfilets waschen, trockentupfen und würzen.

2. Das Weißkraut putzen, waschen und in feine Streifen schneiden. Die Weintrauben waschen, halbieren und entkernen.

3. Die Zwiebel schälen und fein würfeln. Die Kartoffeln waschen, schälen und in Salzwasser gar kochen.

4. Das Öl in einem Topf erhitzen, Zwiebelwürfel und Weißkohlstreifen darin anbraten.

5. Hähnchenfilets, Apfelessig, Hühnerbrühe und Lorbeerblätter in den Topf geben und alles zugedeckt bei geringer Hitze etwa 15 Minuten weitergaren. Die Weintrauben nach 10 Minuten dazugeben.

6. Die Lorbeerblätter entfernen und das Weißkraut auf zwei Tellern anrichten. Die Hähnchenfilets darüber legen und mit den Kartoffeln servieren.

Kräuterhähnchen

Zutaten für 2 Personen
1 küchenfertiges frisches Brathuhn
1 Zwiebel
1 Knoblauchzehe
3 EL Rosmarin oder Estragon
60 g Butter
2 EL Honig
Salz
schwarzer Pfeffer
1 TL Apfelessig
3 EL Crème fraîche
Butter für die Kasserolle

1. Den Backofen auf 160 °C (Gas: Stufe 1) vorheizen. Das Hähnchen gründlich waschen und anschließend trockentupfen.
2. Die Zwiebel und den Knoblauch schälen und fein hacken.
3. Das Hähnchen mit der Zwiebel, dem Knoblauch und zwei Esslöffeln der Kräuter und 50 Gramm Butter füllen. Die Öffnung mit Zahnstochern oder Küchengarn verschließen.
4. Das Huhn in eine gefettete Kasserolle legen, den Honig darüber träufeln und würzen. Die restliche Butter in Flöckchen darauf legen, dann die Form mit Alufolie abdecken und das Huhn etwa 30 Minuten backen. Während der Backzeit die Folie ab und zu abnehmen und das Huhn mit Bratensaft begießen. Wenn nötig, etwas Wasser dazugeben.
5. Nach der Backzeit die Alufolie abnehmen, die restlichen Kräuter über das Huhn streuen und bei 180 °C (Gas: Stufe 2) weiterbacken, bis das Huhn knusprig braun ist. Auch hier ab und zu mit Bratensaft begießen.
6. Das fertige Huhn aus der Kasserolle nehmen und warm stellen. Den Bratensaft in einen Topf abgießen und unter Rühren Essig und Crème fraîche einlaufen lassen. Es soll dabei eine sämige Sauce entstehen.
7. Das Hähnchen zerteilen, anrichten und mit Sauce übergießen.

Fisch in Chili-Tomaten-Sauce

Zutaten für 2 Personen

1 rote Chilischote
1 Zwiebel
2 Tomaten
2 EL Öl
1 EL Apfelessig
Salz
Pfeffer
250 g Fischfilet
(z.B. Goldbarsch, Kabeljau, Scholle), küchenfertig
2 EL gehackte Korianderblätter

1. Die Chilischote waschen, halbieren, entkernen. Die Zwiebel schälen. Chilischote und Zwiebel klein hacken.

2. Die Tomaten kurz überbrühen, enthäuten, die Stielansätze entfernen und das Fruchtfleisch in Würfel schneiden.

3. Das Öl erhitzen und die Zwiebel darin glasig dünsten. Dann Chilischote, Tomaten und den Essig dazugeben. Das Ganze mit Salz und Pfeffer pikant abschmecken.

4. Die Sauce zugedeckt ungefähr 20 Minuten bei geringer Hitze köcheln lassen. Sie sollte in dieser Zeit etwas einkochen und eine sämige Konsistenz annehmen.

5. Die Fischfilets waschen, trockentupfen und zur Sauce geben. Mit Sauce bedecken und 15 Minuten garen.

6. Vor dem Servieren nach Belieben mit einigen Korianderblättern bestreuen.

Fischfilet auf scharfer Sauce

Zutaten für 2 Personen

1 rote Chilischote
1 Zwiebel
2 Tomaten
2 EL Öl
1 EL Apfelessig
Salz
schwarzer Pfeffer
250 g küchenfertiges Fischfilet (z.B. Goldbarsch, Kabeljau oder Seelachs)
2 EL fein gehackte Korianderblätter

1. Die Chilischote waschen, längs aufschneiden, entkernen und klein hacken. Die Zwiebel schälen und ebenfalls klein hacken. Die Tomaten enthäuten, die Stielansätze entfernen und dann das Fruchtfleisch würfeln.

2. Die Zwiebel im heißen Öl glasig andünsten. Dann Tomaten, Essig und Chilischote dazugeben. Die Sauce mit Salz und Pfeffer abschmecken und zugedeckt bei geringer Hitze etwa 20 Minuten köcheln lassen.

3. Anschließend die Fischfilets in die Sauce geben und weitere 15 Minuten mitgaren.

4. Den Fisch auf scharfer Sauce und mit Korianderblättern bestreut servieren.

Mit der Chilischote sollten Sie vorsichtig sein, da dieses Rezept seine Raffinesse durch den Gegensatz von mildem Fisch und scharfem Chili erlangt. Dazu passt ein trockener Weißwein. Experimentierfreudige Genießer können dazu auch einen Rosé versuchen.

Forelle mit Kräutersauce

Zutaten für 2 Personen

2 küchenfertige Forellen
Salz
Pfeffer
3 EL Zitronensaft
1 Bund Suppengemüse
1 kleine Zwiebel
1/4 l Gemüsebrühe
75 ml Apfelessig
1/8 l Weißwein
5 Pfefferkörner
2 Lorbeerblätter
je 1 Zweig Rosmarin, Thymian, Estragon
30 g Butter
30 g Mehl
1 EL gehackter Dill
3 EL gehackte Kräuter (z. B. Petersilie, Schnittlauch, Sauerampfer)
1 unbehandelte Zitrone

1. Die Forellen unter fließendem Wasser waschen und mit Küchenpapier trockentupfen. Anschließend mit Salz und Pfeffer rundherum einreiben und mit 2 Esslöffeln Zitronensaft beträufeln.

2. Das Suppengemüse putzen, waschen, eventuell schälen und in kleine Würfel schneiden. Die Zwiebel schälen und sehr klein schneiden.

3. Die Gemüsebrühe in einem Fischbräter aufkochen. Suppengemüse, Zwiebelwürfel, Apfelessig und Weißwein zur Brühe geben und alles aufkochen lassen.

4. Pfefferkörner, Lorbeerblätter und die Kräuterzweige in den Topf geben. Die Forellen darüber legen und alles zugedeckt bei geringer Hitze etwa 15 Minuten lang garen lassen.

5. Die Fische aus dem Sud nehmen und warm stellen. Den Sud durch ein Sieb seihen und 1/4 Liter davon abmessen.

6. Aus Butter und Mehl eine Mehlschwitze herstellen und den Fischsud darunter rühren. Die Sauce etwa 5 Minuten köcheln lassen.

7. Die gehackten Kräuter und den restlichen Zitronensaft zur Sauce geben, gut verrühren und mit Salz und Pfeffer abschmecken.

8. Die Zitrone heiß abwaschen und zwei Scheiben abschneiden. Die Kräuersauce auf zwei Teller geben, die Forellen darauf anrichten und mit je einer Zitronenscheibe belegen.

Eingelegte Paprikaschoten

Zutaten für 1–2 Einmachgläser
je 1 gelbe, grüne und rote Paprikaschote
2 Knoblauchzehen
4 EL Olivenöl
1 TL Senfkörner
je 1 TL Basilikum-, Thymian- und Kerbelblättchen
1/8 l Knoblauchessig (siehe Essigzubereitung)
1 EL Ahornsirup
1 TL schwarzer Pfeffer
1 Pr. Salz

1. Die Paprikaschoten waschen, halbieren, entkernen und in Streifen schneiden. Den Knoblauch schälen und fein hacken. Die Kräuter waschen, trockenschleudern und ebenfalls fein hacken.
2. Das Öl erhitzen und die Paprikastreifen darin 15 Minuten schmoren lassen. Herausnehmen, auf Küchenpapier abtropfen lassen und in Schraubgläser füllen.
3. Die übrigen Zutaten verrühren und über die Paprikaschoten gießen. Die Gläser fest verschließen und etwa eine Woche stehen lassen.

Kürbis süßsauer

Zutaten für 4 Einmachgläser
etwa 2 kg Kürbisfruchtfleisch
2 unbehandelte Zitronen
1/2 bis 3/4 l Apfelessig
2 Stangen Zimt
10 Gewürznelken
500 g Honig

1. Das Kürbisfruchtfleisch in etwa 2 Zentimeter große Würfel schneiden und in eine Schüssel geben. Die Zitronen heiß abwaschen und die Schale abreiben.
2. Den Essig mit Zimt, Nelken und Zitronenschale aufkochen. Dann über die Kürbiswürfel gießen und diese in der Schüssel über Nacht ziehen lassen.
3. Am nächsten Tag die Flüssigkeit abgießen und mit dem Honig verrühren, aufkochen lassen. Die Kürbiswürfel dazugeben und so lange kochen, bis sie glasig sind.
4. Die Gläser heiß ausspülen und bereitstellen. Die Kürbiswürfel mit einem Schaumlöffel aus der Flüssigkeit heben und in die Gläser geben. Die Marinade noch einmal aufkochen, dann darüber schütten und die Gläser so schnell wie möglich verschließen.

Mixedpickles

Zutaten für 2–3 Einmachgläser
1 mittelgroßer Blumenkohl
250 g grüne Bohnen
500 g Möhren
1 Stück Meerrettichwurzel
150 g Schalotten
3/4 l Apfelessig
30 g Salz
100 g Honig
3 Lorbeerblätter
20 Pfefferkörner
10 Pimentkörner
gemahlener Pfeffer

1. Den Blumenkohl wässern, putzen und in Röschen teilen. Die Bohnen waschen, putzen und einmal durchbrechen. Die Möhren schälen und in Scheiben schneiden.
2. Das Gemüse in einem Liter kochendem Wasser etwa 10 Minuten kochen. In ein Sieb abschütten, dabei die Flüssigkeit auffangen.
3. Den Meerrettich schälen und in kurze Streifen schneiden. Die Schalotten putzen, waschen und in Ringe schneiden. Gemüse, Meerrettichstreifen und Schalotten in Schraubgläser füllen.
4. Essig, Gemüsewasser, Salz, Honig und Gewürze aufkochen und über das Gemüse gießen. Gläser abdecken und mindestens einen Tag stehen lassen.
5. Die Flüssigkeit abgießen und noch einmal aufkochen. Noch kochend wieder über das Gemüse gießen. Die Gläser sofort gut verschließen.
6. Mixedpickles etwa 3 Wochen an einem dunklen Ort aufbewahren. Dann können sie verbraucht werden. Verschlossen halten sie sich etwa 6 Monate.

Mixedpickles passen zu allen „kalten" Gelegenheiten, auf einem Buffet dürfen sie keinenfalls fehlen.

Zwiebel-Tomaten-Relish

Zutaten für 1 Einmachglas

1 kg Zwiebeln
500 g Tomaten
2 EL Sonnenblumenöl
1 Tasse Apfelessig
1 TL Paprikapulver
1 Msp. Sambal Oelek
2 TL Salz
1 Pr. schwarzer Pfeffer

1. Die Zwiebeln schälen und klein hacken. Die Tomaten waschen, mit kochendem Wasser überbrühen und enthäuten, dann die Stielansätze entfernen und das Fruchtfleisch in kleine Würfel schneiden.
2. Das Öl in einem großen Topf erhitzen. Zwiebel- sowie Tomatenstücke hineingeben und andünsten. Den Apfelessig und die Gewürze dazugeben.
3. Die Mischung bei mittlerer Hitze und unter mehrmaligem Umrühren zu einem dickflüssigen Brei einkochen lassen.
4. Das Relish sofort in vorbereitete Twist-off-Gläser füllen. Nach dem Öffnen kühl aufbewahren.

Quitten in Essig

Zutaten für 4–5 Einmachgläser

1 kg Quitten
750 g Zucker
1/2 l Apfelessig
1/2 l Wasser

1. Die Quitten waschen, schälen, halbieren und entkernen. Das Fruchtfleisch in Würfel schneiden.
2. Die übrigen Zutaten in einem Topf verrühren und aufkochen lassen. Kochend über die Quitten gießen und etwa 24 Stunden ziehen lassen.
3. Am nächsten Tag die Flüssigkeit abgießen, nochmals aufkochen lassen und wieder über die Quittenwürfel geben.
4. Einen weiteren Tag stehen lassen, dann Quitten und Saft erneut aufkochen. Anschließend die Quitten aus dem Sud nehmen, in vorbereitete Gläser füllen und den Sud darüber gießen, wenn er erkaltet ist.

Apfelessig-Aprikosen-Chutney

Zutaten für 5–6 Gläser

150 g ungeschwefelte Rosinen
500 ml Apfelessig
500 g Äpfel
500 g Aprikosen
200 g Zwiebeln
1 kleines Stück Ingwerwurzel
1 TL Koriander
1 EL Senfkörner
1 Pr. Salz
200 g Zucker

1. Die Rosinen gut waschen, abtropfen lassen und in eine Schüssel geben. Mit 200 Millilitern Apfelessig übergießen und etwa 2 Stunden stehen lassen.

2. Die Äpfel schälen, das Kerngehäuse entfernen und das Fruchtfleisch anschließend in kleine Stücke schneiden. Die Aprikosen waschen, entsteinen und in dünne Scheiben schneiden. Die Zwiebeln schälen und fein hacken.

3. Den restlichen Apfelessig in einen genügend großen Topf mit entsprechendem Durchmesser geben und die Früchte – außer den Rosinen – sowie die Zwiebeln hinzugeben. Die Mischung kurz andünsten.

4. Die Ingwerwurzel schälen und klein hacken.

5. Die Rosinen, Ingwer und die übrigen Gewürze zu den Früchten geben, gut verrühren und alles kurz aufkochen lassen. Den Zucker hinzufügen, nochmals stark aufkochen und anschließend alles unter ständigem Rühren bei mittlerer Hitze zu einem dicken Brei kochen.

6. Das Chutney in vorbereitete Einmachgläser oder Twist-off-Gläser füllen. Gekühlt ist es etwa 4 Monate haltbar.

Birnen süßsauer

Zutaten für 3–4 Einmachgläser

1 kg Birnen
500 g Zucker
1/4 l Apfelessig
1/2 l Wasser
3–4 Gewürznelken
Zimt
Ingwer

1. Die Birnen waschen, schälen, vierteln und noch das Kerngehäuse entfernen.
2. Einmachgläser vorbereiten und die Birnenviertel hineinschichten.
3. Zucker, Apfelessig, Wasser und Gewürze mischen, aufkochen und abkühlen lassen. Dann abseihen und über die Birnen gießen.
4. Die Gläser verschließen und das Obst bei 90 °C etwa 30 Minuten lang einkochen. So hält es etwa 3 Jahre.

Cognac-Pflaumen

Zutaten für 2–3 Einmachgläser

500 g getrocknete Pflaumen
1/2 l Apfelessig
400 g brauner Zucker
3 Schnapsgläschen Cognac
2 TL Zimtpulver
4 Gewürznelken

1. Die Pflaumen waschen, abtropfen lassen und mit Essig, Zucker, Cognac und den Gewürzen in einem Topf aufkochen. Bei kleiner Hitze ca. 30 Minuten dünsten.
2. Anschließend noch heiß in die vorbereiteten Einmachgläser füllen. Die Gläser gut verschließen und vor dem Verzehr einige Wochen ruhen lassen.

Statt Pflaumen können Sie auch getrocknete Aprikosen, Mirabellen oder Feigen nehmen.

Eingelegte Holunderbeeren

Zutaten für 3–4 Einmachgläser

1 kg Holunderbeeren
1 Stück Ingwerwurzel
schwarze Pfefferkörner
5 Nelken
1/2 Zimtstange
1 EL geriebener Meerrettich
400 g Kandiszucker
1/2 l Apfelessig

1. Die Holunderbeeren verlesen, waschen und gut abtropfen lassen. Die Beeren mit 200 g Zucker mischen und in vorbereitete Gläser füllen.
2. Die restlichen Zutaten in einem Topf mischen und ca. 15 bis 20 Minuten bei kleiner Hitze leicht köcheln lassen.
3. Den entstandenen Sirup durch ein Sieb über die Holunderbeeren gießen. Dann die Gläser verschließen und für zwei Tage kühl stellen.
4. Am dritten Tag den Sirup erneut abgießen. Dann aufkochen und erkalten lassen und wieder in die Gläser schütten. Nun die Gläser fest verschließen.

Haltbarkeit bei dieser Methode etwa 3 Monate. Wollen Sie die Holunderbeeren länger aufbewahren, kochen Sie die gut verschlossenen Gläser mit den Beeren für 30 Minuten bei etwa 80 °C ein. Dann sind die Holunderbeeren zwei bis drei Jahre haltbar.

Konfitüre mit Calvados und grünem Pfeffer

Zutaten für 3 Gläser

250 g säuerliche Äpfel
250 g Birnen
Saft von 1 Zitrone
125 ml Weißwein
2–3 EL eingelegte grüne Pfefferkörner
2 P. Vanillinzucker
2 EL Apfelessig
40 ml Calvados
500 g Gelierzucker
1/2 Bund Zitronenmelisse

1. Die Äpfel und die Birnen schälen, entkernen und in Würfel schneiden. In eine Schüssel geben und den Zitronensaft und den Weißwein angießen.

2. Die Pfefferkörner, den Vanillinzucker, den Apfelessig und den Calvados darunterrühren und das Obst etwa 10 bis 15 Minuten ziehen lassen.

3. Den Gelierzucker daruntermischen und so lange rühren, bis sich der Zucker aufgelöst hat. Das Ganze in einen Topf geben, zum Kochen bringen und 2 bis 3 Minuten sprudelnd kochen lassen.

4. Die Konfitüre abschäumen. Die gehackte Zitronenmelisse daruntermischen. In saubere Einmachgläser füllen, diese verschließen und die Konfitüre erkalten lassen.

Herstellung von Apfelessigen

Reiner Apfelessig

Natürlich können Sie Ihren Apfelessig im Reformhaus oder Naturkostladen kaufen. Doch wenn Sie wollen, können Sie ihn auch selbst herstellen, das ist gar nicht so schwierig.
Das Verfahren ist wie bei jedem Essig:
1. Die Früchte werden ausgewählt und versaftet.
2. Der Saft wird vergoren, sodass Alkohol dabei entsteht.
3. Aus der alkoholhaltigen Flüssigkeit (hier Most) entsteht durch die Essigbakterien saurer Essig.

Die Früchte
Wählen Sie die Äpfel sehr sorgfältig aus. Besonders geeignet zum Versaften und zur Bereitung von Most sind die Sorten Boskop, Cox Orange, Alkmene oder Mostäpfel, weil sie einen hohen Zucker- und Säuregehalt haben. Zucker unterstützt die Gärung und die Säure erhöht den Säuregehalt des Mostes, was später für den Essig wichtig ist.
Zweiter wichtiger Punkt bei der Auswahl der Äpfel ist ihre Herkunft: Kaufen Sie möglichst Äpfel aus kontrolliert-biologischem Anbau, so können Sie sicher sein, dass Ihr Apfelessig keine Schadstoffe und Rückstände chemischer Dünger oder von Pflanzenschutzmitteln enthält. Auch wenn diese Äpfel etwas teurer sind: Es lohnt sich, denn es dient Ihrer Gesundheit. Und noch eins: Verwenden Sie kein angefaultes oder überreifes Obst. Der Saft könnte durch Keime verunreinigt werden.

Verarbeitung der Äpfel
Waschen Sie die Äpfel sehr gründlich und reiben Sie sie anschließend gut trocken. Damit werden Schadstoffe, die durch die Luft auf die Schale gelangt sind, entfernt. Dann werden die Äpfel versaftet. Dazu brauchen Sie eine Küchenmaschine oder einen elektrischen Entsafter. Nehmen Sie die vollständigen Früchte, damit auch alle Vitalstoffe – viele sitzen in den Kernen und der Schale – verwendet werden.

Vergären

Nach dem Entsaften geben Sie den Apfelsaft mit dem Fruchtmus in eine bauchige Flasche. Zusätzlich geben Sie noch etwas Hefe, so genannte Trockenreinzuchthefen, die Sie im Fachhandel für Kellereibedarf erhalten, hinzu. Hefepilze, die für die Vergärung notwendig sind, gibt es zwar natürlicherweise auch auf den Äpfeln, aber die Vergärung allein durch diese Hefen würde zu lange dauern. Menge: ein Gramm Hefe auf fünf Liter Most. Nun stellen Sie die Flasche in einen Raum mit mindestens 10 °C Raumtemperatur, denn unter dieser Temperatur wachsen diese Pilze nicht. Optimal für die alkoholische Gärung ist jedoch eine bedeutend höhere Temperatur: sie liegt im Bereich von 18 °C.

Verschließen Sie das Gefäß luftdicht, doch achten Sie darauf, ein Gärröhrchen anzubringen, durch das die entstehenden Gase entweichen können, aber kein Sauerstoff hineinkommt. Die Umwandlung des Fruchtzuckers in Alkohol dauert etwa vier bis sechs Wochen. Dann ist der Most fertig. Wenn Sie ihn in diesem Stadium filtern, bekommen Sie den leckeren Apfelwein. Doch Sie wollen ja noch weiter und Essig herstellen.

Vom Most zum Essig

Gießen Sie den fertigen Most über ein Sieb in eine große Schüssel oder Wanne aus Glas bzw. Steingut. Auf keinen Fall sollte das Gefäß aus Metall sein, weil die Essigbakterien Metall angreifen. Decken Sie das Gefäß mit einem sauberen Tuch ab und stellen es an einen warmen Ort: die ideale Temperatur beträgt hierfür 27 °C. Jetzt beginnt die Arbeit der Essigbakterien. Sie kommen in der Luft vor und siedeln sich auf dem Most an. Dort verwandeln Sie den Alkohol in Essig (Man merkt diese Arbeit auch schon mal bei einer Flasche Wein, die länger offen steht und dann nach „Essig" schmeckt.). Damit genügend Essigbakterien an den Most kommen, sollten Sie das Gefäß einmal pro Woche hin und her bewegen. Ob die Essigbakterien gut arbeiten erkennt man an der schleimigen Oberfläche, die sich bildet (die so genannte Essigmutter, die Sie für die nächste Essigproduktion aufbewahren können, um die Umwandlung zu beschleunigen) und dem Geruch nach Klebstoff. Ist dieser Geruch verschwunden, ist auch die Gärung abgeschlossen. Das dauert etwa zwei bis drei Monate. Nun ist der Apfelessig endgültig fertig.

Der fertige Apfelessig
Gießen Sie den Essig durch ein Tuch in dunkle Flaschen. Beim Abgießen sollten Sie die Essigmutter auffangen und gut aufbewahren. Verschließen Sie die Flaschen gut und bewahren sie kühl auf. Der Essig hält sich in dunklen Flaschen länger als in hellen, denn einige Vitamine sind lichtempfindlich. Apfelessig hält sich verschlossen gut 12 Monate, doch ist es besser, ihn innerhalb von drei Monaten zu verbrauchen, dann ist sichergestellt, dass auch alle wertvollen Vitalstoffe noch enthalten sind.

Gewürzessig

Wohltuend für die Gesundheit und mal etwas anderes im Geschmack – eine Mischung aus Gewürzen und Apfelessig. Diese Essige sind vielseitig verwendbar, im Salat, aber auch als pikante oder scharfe Note in Suppen, Saucen und zu gegrilltem Fisch oder Fleisch.
Übrigens eignen sich die selbst hergestellten Essige auch prima als Geschenk für jede Gelegenheit.

Pfefferessig

Zutaten
20 g schwarze Pfefferkörner
15 g rote Pfefferkörner
15 g grüne Pfefferkörner
1 Knoblauchzehe
1 l Apfelessig

1. Die Pfefferkörner in einem Mörser zerstoßen. Die Knoblauchzehe schälen und halbieren.
2. Alle Zutaten vermischen und drei Wochen in einem verschlossenen Gefäß stehen lassen.
3. Anschließend die Gewürze abseihen und den Essig in Flaschen füllen. Zur Dekoration können Sie eine Pfefferschote in jede Flasche geben.

Ingweressig

Zutaten
1/2 Ingwerwurzel
1 l Apfelessig
1 EL Honig

1. Den Ingwer schälen, grob hacken und mit dem Apfelessig in ein verschließbares Gefäß geben. Die Mischung etwa vier Wochen stehen lassen.
2. Anschließend den Essig filtern und mit dem Honig vermischen.

Den Ingweressig in Flaschen füllen. Ingweressig entfaltet seinen würzigen Geschmack am besten in Gerichten der asiatischen Küche.

Meerrettichessig

Zutaten

2 Schalotten

150 g geriebener Meerrettich

1 Pr. Cayennepfeffer

1 TL Salz

1 l Apfelessig

1. Die Schalotten putzen, waschen und in Ringe schneiden.
2. Alle Zutaten mischen und in ein verschließbares Gefäß geben. Drei Wochen ziehen lassen.
3. Anschließend den Essig filtern und in Flaschen füllen.
Meerrettichessig ist sehr Vitamin-C-haltig und passt besonders gut zu Geflügelgerichten.

Kräuteressig

Die Heilwirkung von Kräutern ist von alters her bekannt und mittlerweile durch die Erfolge der Naturheilmedizin und Homöopathie wieder ins Licht des allgemeinen Interesses gerückt. Die Wirksamkeit bestimmter Kräuter wie zum Beispiel Johanniskraut wird von einigen Fachleuten mit der von Medikamenten gleichgesetzt. So soll das Trinken von Johanniskrauttee oder -essig (Herstellung siehe unter „J“) bei depressiven Verstimmungen so wirkungsvoll sein wie die Einnahme von Antidepressiva.
Andere Kräuter sind gut bei Erkältungen, Husten, Schnupfen, stärken die Abwehrkräfte. In Verbindung mit Apfelessig kann man die Wirkung der Kräuter noch verstärken, da der Essig seine eigenen Heilkräfte mit denen der Kräuter verbindet.
Sie können einen Kräuteressig aber auch einfach in der Küche zum Verfeinern der Speisen und Salate einsetzen.
Hier einige Rezepte:

Petersilienessig

Zutaten

2 Bund frische Petersilie

1/2 l Apfelessig

1. Die Petersilie waschen, trockenschleudern und grob zerhacken. Dann in ein Schraubglas geben.
2. Den Apfelessig darüber gießen, das Glas verschließen und gut schütteln. An einem dunklen Ort fünf Wochen ziehen lassen.

3. Die Petersilie abseihen und den Essig in Flaschen füllen. Petersilienessig stärkt durch seinen hohen Gehalt an Vitamin C die Abwehrkräfte, und ist für Frauen gut, da er auch viel Eisen besitzt. Darüber hinaus ist er hilfreich bei Blasenentzündung (siehe dort).

Warnung: Petersilienessig nicht in der Schwangerschaft verwenden.

Fünf-Kräuter-Essig

Zutaten

2 Thymianzweige
1/2 Bund Petersilie
1/2 Rosmarinzweig
3 Salbeiblätter
2 Lorbeerblätter
5 Pfefferkörner
1/2 TL Senfkörner
1 l Apfelessig

1. Die Gewürze säubern, kurz mit kaltem Wasser abspülen und trockenschütteln.
2. Die Kräuter mit dem Apfelessig übergießen und in ein verschließbares Gefäß geben. Drei Wochen ziehen lassen.
3. Anschließend den Essig filtern und in Flaschen füllen. Zur Dekoration können Sie einen Kräuterzweig in jede Flasche geben.

Fenchelessig

Zutaten

1 1/2 Tassen Fenchelsamen aus der Apotheke
1/2 l Apfelessig

1. Geben Sie Fenchelsamen und Apfelessig in ein Glas mit Schraubverschluss. Verschließen Sie das Glas und schütteln Sie es einmal gut durch. Nun fünf Wochen an einem dunklen Ort ziehen lassen.
2. Den Fenchelsamen abseihen und den Essig in Flaschen füllen.

Fenchelessig hilft bei Blähungen, Husten und Appetitlosigkeit und unterstützt stillende Mütter bei der Milchproduktion.

Honigessig

Honig ist nicht nur ein gesundes Nahrungsmittel und als Zuckerersatz sehr zu schätzen, er hat auch noch zusätzliche gesundheitsfördernde Werte. Honig besteht überwiegend aus Zucker (etwa 80 %): Fruchtzucker, Traubenzucker, Rohrzucker und Malzzucker, zu etwa 15 % aus Wasser und zu 3–7 % aus Vitaminen, Mineralstoffen, organischen Säuren, Aminosäuren (Eiweißbausteine), Hormonen, Enzymen wie zum Beispiel Acetylcholin und aus Farb- bzw. Aromastoffen. Duch seinen hohen Traubenzuckeranteil ist er ein schneller Energiespender, denn der Traubenzucker geht sofort ins Blut und steigert die Leistungsfähigkeit. Der ebenfalls hohe Fruchtzuckeranteil regt die Herztätigkeit an. Er wird in der Leber als Kohlehydratreserve angelagert. Beruhigend auf den Herzrhythmus und Blutdruck senkend wirkt das Acetylcholin genannte Enzym.

Honig kann als Heilmittel oder in der Kosmetik auch ohne Apfelessig verwendet werden. So ist er hilfreich bei Brandwunden, Prellungen und Schürfwunden, bei Erschöpfungszuständen, Erkrankungen von Galle, Leber, Bauchspeicheldrüse, Magen- und Zwölffingerdarmgeschwüren, Muskelkrämpfen und zur Vorbeugung gegen Erkältungen. Bei Husten und Bronchitis wirkt er schleimlösend.

Honig verhütet das Entstehen von Gärprozessen im Magen-Darm-Bereich und die daraus folgenden Blähungen. Er belastet den Verdauungstrakt nicht lange, weil er leicht verdaulich ist und schnell absorbiert wird. Auch Verstopfungen beugt er durch seine leicht abführende Wirkung vor. Er kann daher bei Kindern als Abführmittel eingesetzt werden.

Ein Glas Milch mit Honig vor dem Schlafengehen eingenommen verspricht einen guten und erholsamen Schlaf, außerdem wirkt der Honig in Verbindung mit heißer Milch oder Kräutertee mildernd bei Hals- und Rachenentzündungen. Allerdings sollte der Honig bzw. die Milch nicht über 40 °C erhitzt werden, weil sonst die bakterientötenden Inhaltsstoffe des Honigs zerstört werden.

Auch schwangere Frauen sollten viel Honig essen: zu jeder Mahlzeit zwei Teeöffel. Der Honig fördert die Gesundheit des Ungeborenen und trägt zum Aufbau eines gesunden Nervensystems bei.

Ein Honig-Vollbad dient der Entspannung, Honig-Dampfbäder oder -masken helfen gestresster Haut, Honig-Lotion nehmen Sie bei Hautunreinheiten und stumpfes Haar glänzt nach einer Honigbehandlung wieder „wie neu“.

Nicht zu vergessen Honig in der Küche für Kuchen und Kekse.

Wer allerdings abnehmen will, sollte auf Honig als Süßungsmittel eher verzichten, denn er enthält viele Kalorien (300 kcal auf 100 g Honig).

Mit der Verbindung von Honig und Apfelessig haben Sie nicht nur eine Bereicherung Ihrer Küche, sondern auch gleichzeitig die Grundmischung für das Apfelessig-Honig-Getränk.
Nehmen Sie

1 l Apfelessig
50 g Honig, kalt geschleudert

Erwärmen Sie den Essig in einem Topf – er soll nicht erhitzt werden – und geben Sie dann den Honig dazu. Gut umrühren, bis sich der Honig gelöst hat. Füllen Sie den Essig in dunkle Glasflaschen und lassen die Mischung 14 Tage stehen. Dann hat der Essig einen intensiven Honiggeschmack angenommen.

Rezeptverzeichnis